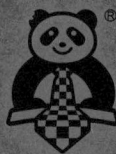

读客®文化

中医诊疗
家庭常备

很老很老的老偏方
中老年病痛不用慌

见效又省钱

主任医师　马小丽
（中华人民共和国医师编号：1411******1326）

副主任中医师　刘怀智
副主任护师　王凤玲
著

海南出版社
·海口·

图书在版编目（ＣＩＰ）数据

很老很老的老偏方，中老年病痛不用慌／马小丽，
刘怀智，王凤玲著. — 海口：海南出版社，2025. 2.
ISBN 978-7-5730-2259-2

Ⅰ. R289.2

中国国家版本馆CIP数据核字第202518JB87号

很老很老的老偏方，中老年病痛不用慌
HEN LAO HEN LAO DE LAOPIANFANG,
ZHONGLAONIAN BINGTONG BU YONG HUANG

作　　者	马小丽　　刘怀智　　王凤玲
责任编辑	徐雁晖
特约编辑	李　宣　　乔佳晨
封面设计	温海英
内文设计	温海英
印刷装订	三河市中晟雅豪印务有限公司
策　　划	读客文化
版　　权	读客文化
出版发行	海南出版社
地　　址	海口市金盘开发区建设三横路 2 号
邮　　编	570216
编辑电话	0898-66822026
网　　址	http://www.hncbs.cn
开　　本	710 毫米 ×1000 毫米 1/16
印　　张	14.5
字　　数	197 千
版　　次	2025 年 2 月第 1 版
印　　次	2025 年 2 月第 1 次印刷
书　　号	ISBN 978-7-5730-2259-2
定　　价	59.90 元

如有印刷、装订质量问题，请致电 010-87681002（免费更换，邮寄到付）

出版说明

　　本书所集的偏方来自传统经典医药典籍和作者多年医疗实践总结，都是经过患者亲身验证，确实行之有效的药方。编撰的原则是：**既见效又安全，既管用又省钱**。书中所选病例基本上是常见病或者慢性病，与现代人的生活息息相关。每个病例和应用偏方均有详细的说明，读者可与自身情况相对照。

　　本书适合部分初发病、慢性病及疑难杂症患者。偏方中绝大部分是常见食材或常用药，容易购买或获取，制作方法也简便易行，既实用又经济，非常适合**家庭日常保健**的需要，可以作为家庭诊疗的常备手册。

【重要说明】

　　1. 本书不能代替专业诊疗，只推荐给部分初发病、慢性病及疑难杂症患者。重大疾病患者应及时接受专业医师的诊治，以免延误病情。

　　2. 患者如正在使用其他药品，应用偏方前请咨询医师或药师。

　　3. 过敏体质者需在咨询医师的情况下谨慎使用。如出现不良反应，应立即停药，及时就医。

目　录

第五章 强腰健腿老偏方，自己舒心，别人放心

第六章 男科妇科老偏方，为自己和老伴负责

第七章　日常小病老偏方，小病小痛一扫光

第 一 章

长寿健脑老偏方，
做健健康康的中老年人

大脑是长寿的根本，脑健康了，很多疾病就会自动远离。

现代医学认为，人的衰老首先是从大脑开始的。人的健康首先是脑健康，只有大脑健康，长寿才具有坚实的基础。营养大脑，爱护自己的大脑，就要多注意自己大脑的一些小细节，平时头晕、头痛、昏沉等，都要早早调理和治疗。

本章优选的老偏方，都是根据我的实际临床，结合权威论证写成的。以安全性、有效性为最根本的写作原则，希望对大家有切实的帮助。

1

天天按耻骨，头晕头痛去无踪

症状： 头晕、头痛。

偏方： 在耻骨骨面下缘寻找压痛明显处，用手指深按，每次均要求深按至骨面，以有胀痛感为宜。每天按摩次数以痛感减轻或消失为准。

　　头昏、头晕、头重、头痛是中老年人经常抱怨的一个问题。在这里，我教大家一个遵循中医整体观原则的"上病下取"偏方。

　　由肚脐从上往下推，会触摸到一个拱形的骨头，这块骨头就是耻骨。耻骨上缘的中心处有一个穴位叫"曲骨穴"，越过曲骨穴，继续往下方，在耻骨下缘处按压，一般可以找到一个敏感的压痛点，在此处进行按压。按压时，先用力一下一下深按，每次均要求深按至骨面，以按压有胀痛感为宜，一般连按10下后，即可感到头昏感减轻，头脑清醒。反应敏感者一次即可使头昏感消失，效果不佳者亦可增加按摩次数，或一天内进行多次。此法既可在病症出现时治疗使用，亦可作为一种预防保健方法，每天进行一次即可。不过，如用于预防保健，就不强调非要在耻骨处找敏感压痛点了，只需要在耻骨处由上至下按压即可，每次按摩5～10分钟。

临床上我使用这个方法收到过不少奇效。比如有位郑老伯，他来看病时说近两周每天早上会出现头晕症状，一两个小时后渐渐消失，但次日又再出现。我怀疑他可能有高血压，让他佩戴24小时动态血压监测仪监测血压，果然发现血压升高，而且集中在早上血压最高，达150/95mmHg。郑老伯又问我有没有什么中医的办法。我就教了他这个耻骨按摩偏方让他先试试，叮嘱他一日至少进行三次，尤其是在清早起床前。两周后复诊时，他说头晕症状已消失。让他再进行24小时动态血压监测，发现血压竟也基本恢复正常。后来郑老伯又每天坚持这个方法，至今已有两年多了，头晕再无发作，多次测量血压，也处于正常范围。

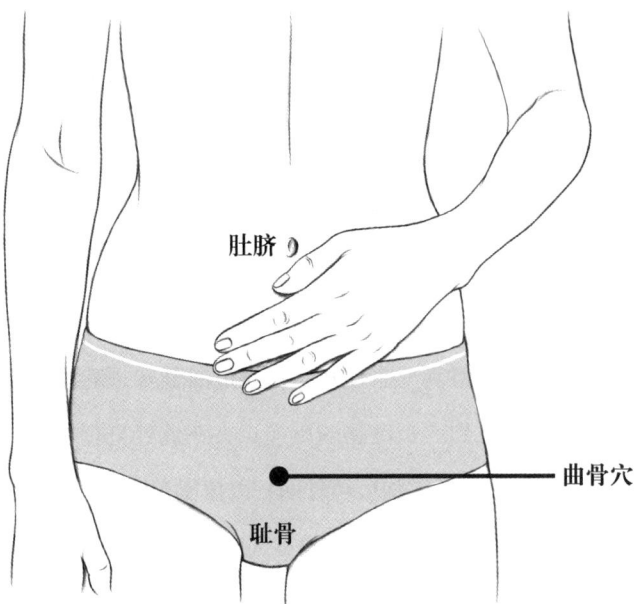

肚脐

曲骨穴

耻骨

按摩耻骨，就能赶走烦人的头晕头痛

还有一位章伯伯，因为头昏头重感持续一个多月来住院治疗。他头晕的特点是，平躺时症状轻微，但站起、坐起及走路时，头昏重感即明显出现，做了多项检查，但诊断还不是太清楚。来找我会诊时，他已经吊了三天的活血化瘀扩血管的针液，但症状还没有缓解。当时我刚学会这个方法，于是就在他耻骨下端处按压，让他配合我找到压痛点，按压数下后，让他再起来试试，他说头晕症状减轻了。再教他自行按摩耻骨，一日按摩三次以上，每次至少10下。次日他说头昏头重感全消，顺利出院了。

理疗耻骨这里还可以治疗头痛病。有一位黄大叔，我印象十分深刻。他来看病时说经常头皮发紧、疼痛，西医诊断是紧张性头痛，来找我时他正是症状明显的时候，当时我一眼就在他耻骨处看见皮肤上有一块疤痕，按压深处亦有疼痛感，黄大叔说这块疤痕是曾经长了个脓疱，破溃后留下的。当时我就在这块疤痕处扎了一根针，针刺下去，他马上就说头皮放松了，疼痛也突然消失无踪，很是神奇。

这个方法从西医原理上比较难解释，但从中医理论看来就很有根据。中医临床上治疗某一个病的思维方式，基本上可以分为局部治疗和整体治疗两大类别。局部治疗，就是我们常说的俗语"头痛医头，脚痛医脚"，比如在治疗头昏头晕病时，我曾讲过按压颈部枕骨后缘的治疗方法，这可以说就是一种局部治疗思维。而整体治疗，就是"头痛不医头，脚痛不医脚"，即并不在疾病所在部位进行治疗，而是在远离病位处治疗，比如这个理疗耻骨对付头昏头痛就是此类。

对于很多简单的病，或发生于年轻人身上的疾病，由于病机比较简单，往往只采用局部治疗即可达到良好效果，但是对于老年人所患的疾病，局部治疗往往并不理想，而更需要采用整体治疗的思维和方法。在本书中，你会发现，很多方子都是属于"整体治疗"的思维。

中医的整体治疗有多种原则，其中"上病下取"就是一个。采用理疗耻骨治疗头昏头痛，其思维方式是将头部和人体的躯干视为一个整体。头部在最高位，在上，属阳；耻骨这里，自然就是最低位，在下，属阴。头晕头痛，在中医看来，往往是阳气上亢导致，所以要用耻骨处的阴气来中和阳气，从而达到阴阳平衡之效。另外，从经络学说来看，耻骨这里有肝、肾经通过，而中老年人由于肝肾亏虚，头晕头痛往往由肝、肾经病变所导致，因此按摩耻骨这里，不仅有治疗效果，还能调补肝肾，达到预防保健之效。

不过需要提醒的是，由于头晕头痛往往是心脏病、脑血管意外等重大疾病的症状，所以在使用此法时，需要注意明确疾病诊断。

2

老忘事可预防，"赤龙搅海"帮您忙

症状：记忆力下降，生活不能自理。

偏方：①舌尖抵住牙床，在口中顺时针或逆时针地转动，反复搅10次，再上下牙轻叩40次，用口中唾液鼓腮漱口10次，再将唾液缓缓咽下。每天1～3次。

②稍微张开嘴，尽量伸出舌头然后缩回，反复做10～20次，再像"蛇吐芯子"那样，把舌体伸出后向左右来回摆动10～20次。上述动作做完后，亦将口中产生的唾液咽下。每天1～3次。

现在很多长者，都很担心自己会患上阿尔茨海默病。他们觉得，得了这个病之后，连一些最基础的生活都不能自理，会给家里人带来很大麻烦，自己在别人眼中也很没有尊严。有没有办法可以预防这个病呢？答案不是全部否定的。毕竟阿尔茨海默病也是一个由轻到重的发展过程。如果患者和家人能趁早发现此病的预兆，及早进行干预，是很有可能控制住病情发生的。

过去，65岁的何伯总是在我们小区提着鸟笼到处晃悠。可有很长一段时间，却见不到他的人影了。有一次，刚好碰见何伯的家人，我就问起了何伯的情况。他们告诉我，原来最近何伯老忘事，刚说完什么事，一回头就忘掉，上次他下楼去买瓶醋，居然忘记了回家的路。带他去医院检查，医生说何伯的脑动脉硬化，有阿尔茨海默病的趋势，于是开了改善脑血液循环的药物，让何伯回家服用。家里人怕何伯走丢了，就让他待在家里，不给出门。

听完他们这一番话，我就提出主动上门拜访一下何伯。见到何伯后，我就问服药情况，何伯就说他两个月来每天准时服药，可记忆力还是不见好，很担心以后连家里人姓甚名谁都不记得了。听他这样说，我就安慰他说，其实他的情况还算好的，在比较早的阶段就已经开始介入治疗，这对于日后的病情控制，帮助是很大的。我劝他最好还是按照医嘱服药，如果担心单用药物效果不佳，我可以介绍他做一套舌头功，配合治疗。

这套舌头功，有个好听的名字，叫作"赤龙搅海"。具体操作如下：

1. 舌尖抵住牙床，在口中顺时针或逆时针地转动，反复搅10次，再上下牙轻叩40次，用口中唾液鼓腮漱口10次，再将唾液缓缓咽下。每天1～3次。

2. 稍微张开嘴，尽量伸出舌头然后缩回，反复做10～20次，再像"蛇吐芯子"那样，把舌体伸出后向左右来回摆动10～20次。上述动作做完后，亦将口中产生的唾液咽下。每天1～3次。

我一边说，何伯一边跟着做了起来。做完一次后，他说这个动作难度很小，这么简简单单就能对治疗阿尔茨海默病有帮助？我笑着告诉他，这个方法看似简单，但其实是很有根据的。

阿尔茨海默病在中医看来，是由于年老体衰，脏腑功能衰弱所导致的，尤其与心、脾、肾三脏有密切的关系。而人的舌头，与心、脾、肾三脏均通过经脉相连，因此运动舌头，就会可以对心、脾、肾三脏起到有益调整作用，可谓"动一舌而调三脏"。

此外，运动舌头后会刺激口腔产生许多唾液，中医理论认为"肾在液为唾"，意思是唾液是肾精所化，因此将唾液咽下后，能起到补肾之效。中医理论还认为，牙齿是由肾中精气所充养的。所以运动舌头时刺激牙齿，以及叩击牙齿，也同样有补肾之效。由于中医理论认为肾藏精，精生髓，髓聚于脑，故肾为生髓之官，脑为聚髓之海，因此通过咽唾液、叩牙齿，就能起到健脑之效。

而现代医学研究则表明，阿尔茨海默病与老年人血管退化、狭窄，而导致大脑细胞慢性缺血缺氧，进而造成大脑神经细胞发生损伤、退化有关。刺激舌头，能够明显提高脑神经组织细胞的血流供给，改善脑部缺血状况。舌头上分布有大量神经末梢，经常运动舌头，还能通过刺激神经末梢，减缓大脑神经细胞的功能退化。在临床上，就常有医生采用针刺舌头的方法来治疗阿尔茨海默病患者，效果也是不错的。同时，现代临床还发现阿尔茨海默病患者舌底静脉往往还有重度的曲张和瘀滞；通过舌头的活动，能够促进舌底下静脉血流的运动，减少其曲张、瘀滞的程度。

此外，近年的研究还发现，人体分泌唾液的腺体，会分泌出一种叫"Ghrelin"的物质。这个"Ghrelin"是一种有生长激素特性的内源激素，甚至有人将之称为"返老还童素"。脑神经科学研究发现，"返老还童素"在大脑的学习、记忆、睡眠等多种神经功能中扮演着重要角色。对于健康人来说，"返老还童素"的含量比较高，而像肥胖、糖尿病、动脉硬化、心脑血管疾病的患者，这个物质的含量却比较低。经常运动舌头，把含有"返老还童素"的唾液慢慢咽下，对于治疗阿尔茨海默病，确实是有比较积极的意义的。

何伯一听"返老还童"，就乐了，说这个方子简单，他肯定会坚持做。另外我又对何伯的家人说，不能因为老人家容易忘事，就把他关在家里。预防阿尔茨海默病的关键，就是要多参加社会活动，多用脑。何伯家人听到后，也表示以后会改正做法。

　　过了一段时间，小区里又出现了何伯乐呵呵地提着鸟笼的身影。听他说，自己一直坚持做舌头操，一个月后，觉得头脑清醒多了。坚持了半年舌头操，加上认真遵循医嘱服药，家人又配合治疗，何伯的记忆力已经和常人差不多了，另外发现胃口也变得理想，排便通畅，确有"返老还童"的感觉了。

3

抑郁、烦闷别着急，用火罐拔走即可

> **症状：**抑郁，思维迟缓，意志活动减退或焦虑等。
>
> **偏方：**取尽量多的火罐，自骶尾部至颈部，沿脊柱两侧从下至上依次拔罐。每个火罐先留罐5分钟，观察罐内皮肤颜色，如肤色无特别变化，拔掉此处火罐；如肤色变红或瘀黑，继续留罐5分钟。每次拔完，待罐印消失后，方可行下一次拔罐。每周进行1～2次。4次为一疗程。

　　有人说，人的年纪越大，就越容易看得开，心境也越平和。但现实中，我却发现很多老人家都容易有心事，同时还伴有身体的其他症状。而他们的家里人对此往往重视不足，认为老人家就是这样。在这里我要提醒大家，发现了老人家有这个问题，一定要重视。因为这很有可能就是抑郁症，最好到医院检查一下。

　　前不久，我们中学同学组织聚会，还邀请了以前的一位数学老师。聚会时，这位老师悄悄把我拉到一边，问我中医治疗心情抑郁有没有什么好办法，他自己感觉心情很是郁闷，已经到无法排解的程度了。

我刚开始以为他在说笑。没想到老师却摆摆手，说起了他的"私事"。原来前几年，老师家里出了一些事情，令他烦恼不已。久而久之，他就发现自己开始胸闷，胁肋胀痛，平时睡眠也不好，总是梦到一些不吉利的事情，有时候还会头痛头晕，为一丁点儿小事就发脾气，说话也很大声。家里人以为他生病了，就带他去做了个全身检查。结果身体没查出太大问题，倒是通过心理量表评测，发现他情绪不稳定，虽然不到严重的程度，仍然有些抑郁倾向了。

我一听，就说抑郁症可不是小问题，问他有没有接受治疗。老师说医生让他吃药稳定情绪，但他觉得没必要吃药，想开些就好了。可是自己还是像中了邪一样，动不动就发脾气，该怎么办呢？

听到这里，我就告诉老师，老年抑郁症是老年期常见的一种精神疾病，在65岁以上的人群中，每7个老人，就有1个有抑郁症发病的可能。老师既然不愿意服用抗抑郁的西药，我就让他第二天来我门诊看看，老师知道我精通针灸，连连摆手说他怕扎针。我告诉他尽管来就是了，除了扎针，我还有很多办法。他这个情况，给他拔罐就可以治疗。

老师来了之后，我让他脱下上衣，俯卧在床上。然后从他的骶尾部开始，沿脊柱两侧从下至上挨个拔罐，一直拔到颈部为止。具体的拔罐方法是：每个罐先留罐5分钟，观察罐内的皮肤颜色，如果某个罐内的皮肤区域颜色没有特别变化，则将此处火罐取掉；如果某个罐内的皮肤区域颜色明显变红，甚至变为瘀黑，则继续留罐5分钟左右。

拔完之后，我发现老师的背部出现了十余处明显瘀黑的罐印。我让他先回家，待背部罐印消失后，再看看效果。一周之后，老师就来复诊了，他说拔完罐之后，心情果然舒畅了很多，也很少懊恼和胸闷了，家里人也说不见他怎么发脾气了。我看效果不错，就进行了第二次拔罐。这一次，只拔出了5处瘀黑罐印。之后再进行两次治疗，完成一疗程。接下来的一段时间，老师都说自己心情大爽，仿佛重获新生了一样。

为什么区区几个罐子，就能把困扰老人的抑郁拔得烟消云散了呢？因为拔罐，其实就是对背部的督脉、足太阳经脉进行刺激。从中医理论来说，这两条经脉均是统管着人体阳气，且上通于脑，因此在此两经处治疗，能够发挥"阳气者，精则养神"的作用。

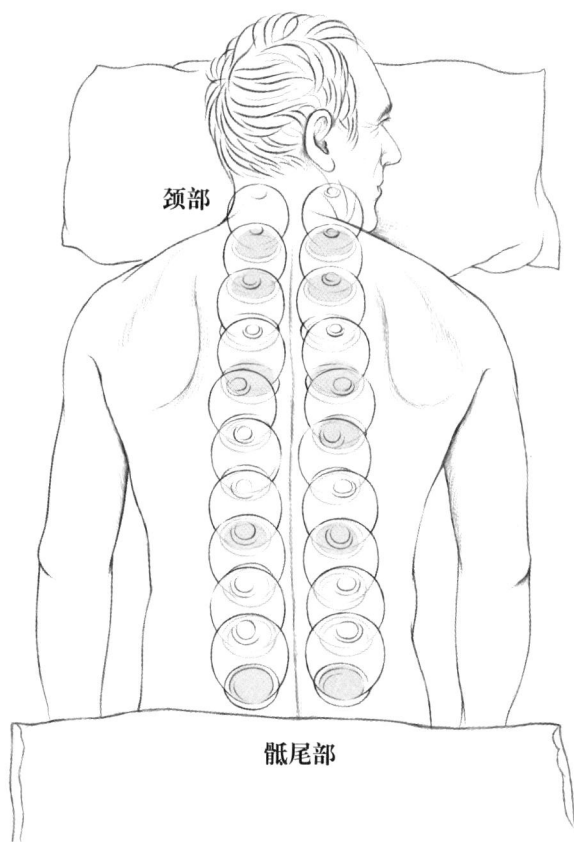

颈部

骶尾部

在脊柱两侧依次拔罐，拔走抑郁

更重要的是，抑郁可以说是由脑病引起的。"脑与五脏六腑相互为用"，因此此病实际上与全身五脏六腑均有联系。常规来说，对一位有抑郁症状的患者，中医强调具体分清该患者是哪个脏腑出了毛病，然后针对患病脏腑进行调治，从而达到个体化的"辨证论治"，这样才能达到最佳效果。

但是说实话，要达到准确的辨证论治并不容易，然而拔火罐是一个简单的辨证方法。中医理论认为"诸病于内，必形于外"，意思就是说脏腑有病的话，总会在身体表面表现出一些异常征兆。比如背部足太阳经上的背俞穴，是脏腑经气输注之处，与人体内脏相互对应联系。背俞穴可以反映脏腑的问题，刺激相应的背俞穴，也能反过来达到调理脏腑之效。明显的话，在相应的背俞穴上的皮肤处，可能会出现压痛、隆起、硬结、痒、热、瘀点、丘疹等症状。所以有经验的医生，在诊断病情时，有时候就会在背部仔细观察，以求准确发现病根所在，不过这需要多年的经验积累。但如果简单地在背部全部拔上罐，留上5分钟，然后观察每个罐下的皮肤，有问题的背俞穴，拔上罐后局部皮肤就会变得瘀黑、紫红等，无问题的背俞穴，则皮肤颜色变化并不明显。此时把皮肤无明显变化区域的罐取下，而把有明显变化区域的罐继续留着，就相当于对发现问题的背俞穴进行针对性治疗，调整相应脏腑的功能，达到治疗目的。这样，就可以算是中医所讲的"辨证论治""个体化治疗"了。

现代科学研究发现，刺激背部的穴位，能够调节与抑郁症相关的脑部神经因子和体内激素，甚至还有减轻大脑神经元损伤、促进脑神经生长的功效。可见，用火罐拔走郁闷，还是很有科学依据的。

值得一提的是，这个拔罐的办法，体质虚弱者要慎用，如接受上述治疗，留罐时间要减半，以免出现头晕不适感。另外，皮肤敏感的患者，留罐后皮肤可能会出现水泡，一般不必在意，可外涂烫伤膏药，两三天内可渐渐自行消失。

4

白萝卜汁滴鼻，不怕偏头痛

> **症状：** 眼前可能出现闪光、暗点或视力丧失；面部或一侧肢体感觉麻木，手臂或腿部有针刺感。
>
> **偏方：** 取白萝卜一小块，切碎、压汁，患者取仰卧位，头向后仰，每次滴鼻孔3～5滴（两个鼻孔都滴），头痛发作时，一般滴入10分钟后可缓解，如无缓解可再滴一次。为预防发作，可连用两周为一疗程，一般使用1～2个疗程。

去年坐火车回老家时，结识了一位邻床的大叔，大叔50多岁，工作还是很忙。得知我是中医师后，他就向我请教偏头痛的问题。

大叔患有偏头痛已经五六年了，每当精神紧张或天气骤变时，头痛就会发作，太阳穴及半边头就会一跳一跳地痛，并会一直持续几个小时，甚至一两天都难受，有时还伴有恶心呕吐等症状。虽然发作时吃头痛药有用，但这药吃多了对身体总是不好的，后来他就很少吃药，发作时就睡觉，实在顶不住时才吃点头痛药。

这个病他去多家医院的神经科都看过，照过CT，做过磁共振检查，最后确诊为血管神经性头痛。医生告诉他这个病治疗办法不多，叫他注意避免精神紧张，不要发怒或情绪波动，没有提供实质性的治疗方案。他后来也就不怎么管了，这次遇到我，他突然想知道中医有什么好办法没有。

我笑着对他说，中医治疗偏头痛办法可多了，只是效果因人而异。我叫他不妨试试用白萝卜汁滴鼻，具体方法：取白萝卜一小块，切碎、压汁，患者取仰卧位，头向后仰，每次滴鼻孔3～5滴，要注意两个鼻孔都滴，头痛发作时，一般滴入10分钟后可缓解，如无缓解可再滴一次。我嘱咐大叔，为预防发作，可连用两周为一疗程，一般使用1～2个疗程。可减少偏头痛发作的频率，甚至可以预防以后的发作。

萝卜汁滴鼻这个方法，据说早在北宋时期就开始应用，中医药古籍《本草备要》是这样记载的："王荆公患偏头痛，捣莱菔汁，仰卧……两鼻齐注，数十年患，二注而愈。"这里所说的莱菔汁就是白萝卜汁。

从中医理论讲，白萝卜为顺气之品，而头痛主要原因是气滞血瘀，不通则痛，因此，在鼻部局部用药，利用白萝卜的顺气之性，就能起到疏气、解瘀、止痛之效。现代研究则发现，白萝卜有消炎、止痛、调节血管功能的作用，这可能就是其治疗偏头痛的机制。

大叔听了表示愿意一试，又问白萝卜汁上班时不好找，还有什么办法呢？我想了想，又说用麻黄素滴鼻也可以。具体做法：采用1%麻黄素滴鼻液滴入双鼻孔，每鼻孔滴入2～3滴。头痛发作时，如滴入后10分钟仍未缓解，可再滴一次。这个药在各大药房里都容易买得到，是治疗鼻炎的常用药，而且价格很便宜，一般一元钱左右。

用滴鼻液来治疗偏头痛，老伯听了觉得有点奇怪，其实是有科学道理的。血管神经性头痛的现代机制其实不是很明显，研究显示可能与血管扩张和血管运动有关的中枢神经部分功能失调有关。这个病在发作初期会使颅内血管和眼底血管收缩，此时会出现视力障碍及眼睛不适感等。大概几分钟后，颈外动脉系统血管扩张，这时就会出现明显的头痛、跳痛感，还可伴有恶心症状。可持续数小时至数日。

1%麻黄素滴鼻液一般用于鼻塞、流涕，因为它有收缩血管的作用，能使鼻黏膜下血管收缩，减少液体渗出，迅速缓解鼻塞、流鼻涕的症状。把它用于治疗偏头痛，就是靠它这个收缩血管的特性。要知道，鼻腔其实是颅内外小血管交织的场所，经鼻腔黏膜给1%麻黄素滴鼻液后，药物迅速被鼻黏膜吸收，并扩散至颅脑血管，可使颅内外血管均收缩，这样就可以对抗偏头痛的血管扩张，迅速减轻头痛了。临床试验证实，连续使用麻黄素滴鼻液一个疗程——大约两周，就能够有效减少偏头痛发作的概率，其机理可能是对血管扩张及与血管运动有关的中枢神经部分功能失调产生了良性调整。

值得一提的是，麻黄素使用过量，有可能造成心率增快、血压升高等副作用。不过，上述方子含有的麻黄素量很小，1%麻黄素滴鼻液每次使用几滴，这样人体摄入的麻黄素剂量是很小的，基本上不会出现副作用，但万一有上述反应，则需要慎用。

大叔听了我的话决定回去试用，他还问了我的联系方式，我就告诉了他自己的电子邮箱。过了几个月，我邮箱里收到一封信，正是大叔写来的。他告诉我，他回去不久后便头痛又犯了，想起我说的方法，刚好家里药箱里有麻黄素滴鼻液，就拿来用了，果然一滴下去，过了两三分钟，头痛就迅速减轻了。用了一周后，他又改用萝卜汁滴鼻预防偏头痛，想不到后面的几个月里，他的偏头痛都没有再犯过，所以专门让他孩子上网，写了封信来表示感谢。

5

年纪大了头昏沉，"咬牙切齿"治一治

症状：长期头昏沉。

偏方：紧闭双唇，忍气咬牙，把上下牙齿整口紧紧合拢，且用力一紧一松地咬牙切齿，如此反复30次以上，每天进行3次。

我刚从大学毕业没多久当住院医生的时候，曾收治过一位患者陈大妈。她当时62岁，因为长期感到头昏沉而入院治疗。一年多来，她一直觉得头昏昏沉沉的，像是戴了孙悟空的紧箍，每天早上起来时，她的症状会轻些，然后慢慢加重，越到晚上越严重，但如果整个白天她一直躺在床上休息，那就会觉得比较舒服。

在进行了多项检查后，最终确定她的病因是脑动脉硬化狭窄，造成脑部供血不足，导致她头昏沉感。每天早上起来，由于她已经平躺了一个晚上，这时候脑部供血尚可，所以症状还比较轻，但随着她直立起来走路、活动，受重力的影响，脑部的供血肯定比平躺的时候差，因此她的头昏症状就会加重。一般来说，这个病通过活血化瘀的方法治疗效果是不错的，但奇怪的是，陈大妈却

一直反应不好，直到出院时，她的症状也没有改善。

多年后我开始出门诊，一天看病时，陈大妈出现了。由于她是我刚毕业时治疗过的患者，所以印象特别深刻，一下就认出她来，就问她的头昏沉这些年怎么样了，陈大妈说早已经没事了。原来她当年住院期间没有解决问题，出院后又找了不少医生看，最后经人介绍找了个有名的中医师。中医师看了也说比较麻烦，但告诉了她一个偏方，让她每天坚持。陈大妈坚持这个方法，神奇的是，一两个月后，她渐渐觉得头昏没那么明显了，继续坚持直到半年后，她就基本恢复正常了。她一直坚持用这个偏方，直到现在，也没有再复发。

听陈大妈这么说，我觉得很神奇，问她是什么方法。她说这个方法叫"闭天门"：双唇紧闭，屏气咬牙，把整口上下牙齿紧紧合拢，且用力一紧一松地咬牙切齿，如此反复30次以上，每天进行3次。

后来我把这个方法也介绍给其他老年头晕头昏的患者，以供他们自行操作，辅助治疗，结果发现确实能够提高疗效。那么这个方法为什么有效呢？我查阅了不少资料，发现这个方法可能是通过打通、建立脑动脉侧支循环来达到效果的。侧支循环，其实就是一些小动脉血管，平常不怎么开放，或者说使用得不多。打个比喻，黄金周我们出外旅游，高速路，也就是主干道往往会大塞车，不好走，但走国道、省道甚至村路，反而会很通畅，迅速到达景点。这些国道、省道、村路，就是侧支循环。

脑动脉侧支循环在临床上有着很重要的意义，比如缺血中风，也就是某根干道脑动脉堵塞，血流供应不上，但如果患者的侧支循环能够及时建立，那么患者的中风症状就会轻微，很快康复，反之，则会造成严重的神经细胞大片坏死，留下严重后遗症。临床上还经常会看到一些患者，他们只是来体检，或者因为轻微头痛来检查，经过脑血管的检查，发现其实已存在严重的脑部大动脉狭窄或闭塞，本应出现瘫痪症状才对，但由于他们的侧支循环已打通并运行良好，所以大动脉的堵塞并没有造成脑部供血不足。近年来，医学界对于脑侧支循环越来越重视，越来越关注、投入研究。

"闭天门"在反复做数十次紧紧松松的"咬牙切齿"动作时，实际上是使头部、颈部的血管和肌肉、头皮及面部有序地处于一收一舒的动态之中，这样会对脑部的血流产生积极的影响，最起码是加速了脑血管血流的循环。通过这样的反复练习，可能最终促进了脑血管侧支循环的建立，从而改善了陈大妈的脑部供血，使她头昏症状消失。

总之，"闭天门"这个方法是有一定科学道理的，老年人不妨经常做做，对于改善脑部血液循环定有帮助。此外，做"闭天门"动作时，舌头再不断地叩击牙齿，其益处在"赤龙搅海"章节中已经提过了。

6

简单艾灸，预防中老年中风

> **症状：** 头晕、肢体麻木等。
>
> **偏方：** 将艾条点燃，在双侧足三里、悬钟穴处，距离皮肤3厘米左右施行艾灸，以局部皮肤觉得温暖，又不觉得过烫为度。每穴艾灸约5分钟，每周至少进行两次。如能每日进行，效果更佳。

中风病在现代社会中的发病率越来越高了，以我的直观感觉来说，我所在的单位，十年前只有一个神经科，现在已经开设了八个神经科、一个康复科，而且床位经常还很紧张。学术会议交流时，了解到全国各地的情况也大致相似。

中风病的危害不必多说了，如何避免中风的发生，一般人也都知道需要定期体检，尽早控制高血压、高血脂、高血糖，以及常服些活血化瘀的药物等常识。这些方法确实能降低得中风病的概率，但绝非能给出100%的保证，很多人即便按照这些正规方法执行，仍然会得中风病。为了尽可能避免中风病的发生，多配合一些其他手段是很有必要的。

五年前我诊治过一位50多岁的患者，当时他的左半身突然感到麻木和乏力，症状持续约一小时，家里人很着急，急忙把他送进医院，一番检查后，确定是短暂性脑缺血发作，并且发现有高血压。住院期间医生给他开了降压药，使用了阿司匹林来预防脑缺血、脑血栓形成，观察一周后，病情稳定就让他出院了。出院后他定期来我的门诊，一般一个月会来上一至两次。三个月后，他复诊时告诉我，前一天又出现了一次半身麻木乏力，虽然只持续了几分钟，但也吓得他够呛。我给他换了更好的西药，还配了中药汤剂给他口服，但不到半年，他又出现了一次这样的发作。

　　他很紧张，问我还有没有什么办法，我想了一下告诉他有，但有点麻烦，需要他自己在家里操作。具体是将艾条点燃，在双侧足三里、悬钟穴处，距离皮肤3厘米左右施行艾灸，以局部皮肤觉得温暖，又不觉得过烫为度。每穴艾灸约5分钟，每周至少进行两次。如能每日进行，效果更佳。

　　足三里这个穴位，在"很老很老的老偏方"系列书中我经常提到，可能很多读者都知道它的位置了，它在外膝眼穴下3寸，距胫骨前缘一横指处，如果讲得更简单，就在小腿前骨上摸至膝盖处，摸到一个"斜坡"，外侧一横指处就是了。而悬钟穴在哪里呢？找悬钟穴其实比足三里还容易，它就在足部外踝尖直上3寸的地方。

　　艾灸足三里穴和悬钟穴，对中风病，特别是缺血性中风病具有专门的预防作用。中医认为缺血性中风的产生与气虚有密切关系，《内经》说："上气不足，脑为之不满。"金元医家李东垣认为"本气自虚""形盛气衰"是脑缺血的根本原因，由于气虚，血行无力，于是就容易发生血瘀，导致缺血性脑病的发生。而足三里穴是足阳明胃经的重要穴位，足阳明胃经被称为"多气多血"之经，在此穴艾灸有显著的补气之效。俗语有云"三伏灸三里，好比吃母鸡"，中医也说"若要身体安，三里常不干"。可见艾灸足三里穴是一种历史悠久的预防保健、强身健体方法。至于取悬钟穴的原因在于：此穴又名绝骨穴，被称为"髓之会"，《难经疏》云："髓病治此。"中医理论认为，脑居颅内，由髓汇集而成，故名髓海。因此，灸绝骨穴，能起到补髓充脑之效，从而达到预防脑病之功。

艾灸预防中风也得到了现代科学研究的支持。通过TCD仪器检测脑血管情况，发现如能每天一次，坚持二十天以上艾灸足三里、悬钟穴，脑血管的舒缩反应能力就能提高，脑血流的自动调节功能就能改善。突发情况下脑部的供血功能和脑部侧支循环代偿功能也会增强。有研究对出现中风先兆的患者进行艾灸足三里等穴位的干预治疗，平均每周治疗两次以上，坚持十个月后，发现使用艾灸者再次出现中风先兆症状的概率是不使用者的一半左右。

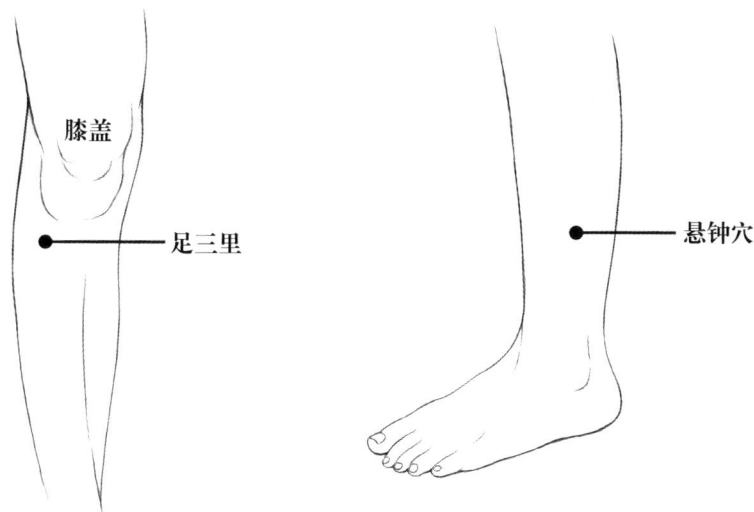

在足三里穴和悬钟穴艾灸，积极预防中老年人中风

患者听我解释完，连忙说艾灸这个办法好，可是他之前没有试过艾灸，他问这个办法个人能否掌握。我笑着劝他放心，艾灸虽然要生火，其实还是很简单的。用时只要注意控制好距离，离皮肤最好能保持3厘米左右，以免皮肤烫伤。如果觉得保持这个动作有困难，可以让家人帮他治疗。

　　他回家后果然按照这个办法来做。一个月后他来复诊，反映说感觉确实不错，头脑觉得比以前清醒，精神很是不错。如此坚持下去，到现在已经有四年多了，他还是定期来找我看看，短暂性脑缺血的症状至今也没有再出现过。

　　另外要提醒一下，糖尿病患者的皮肤感觉一般较正常人会更为迟钝些，使用此方时，尤其需要注意把握好艾灸的距离，以免烫伤。

7

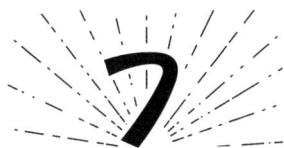

每天含一片西洋参，不用担心低血压

症状：头晕、出汗等。

偏方：取一小片西洋参，约拇指头大小，每次含10分钟左右，每天三
次，两周为一疗程。或购买市面上出售的西洋参含片，按说明
书服用。

罗大伯是我们医院的老患者，已快70岁了，大毛病没有，小毛病却不断。
几个月前，他在我这里看腰腿痛，差不多治好了，我约他再来复诊，老人家却
没再来。直到一个多月后才现身，这才得知他前段时间进了医院，起因是那天
早上他本想来找我，不料在家里久坐起身时突然头晕发作，眼前一片漆黑，浑
身冒冷汗，一下摔倒在地。摔倒时还伤了手腕，造成骨折，于是入院做了手
术，住了两个星期，回家后又静养了一段时间。

罗大伯的骨折治好不久后，又来找我看病，原因是他一站起来就头晕发
作的这个症状一直没消失。住院期间由于是以卧床为主，没怎么活动，还没出
现，出院后在家里这两个星期，大概每一两天就会有一次。老人说这次骨折

前，其实他也偶尔有这样的情况，但因为发作次数少，没有重视。听他讲完，我告诉他这应该是老年性低血压引起的，叫作体位性低血压。

虽然老年人中高血压者占多数，但低血压者也不算少见。据统计，65岁以上老年人中，老年性低血压者约占10%，而且以体位性低血压多见。老年人年老体虚，活动量小，代谢功能低下，或患多种老年疾病，这样就有可能出现老年性低血压。低血压临床表现有头晕目眩、倦怠乏力、胸闷气短，严重者可致心脑血液灌注不良，容易导致晕厥、休克、中风、心肌梗死等严重并发症，其危险性不容忽视。

罗大伯听了我的话后很感慨地说，他的血压一直不高，还引以为豪呢，没想到这血压低也能惹出事来。我给他测了个血压，果然，才95/55mmHg。当收缩压≤90mmHg或舒张压≤60mmHg时，就可临床诊断为低血压。我叫罗大伯放心，低血压还是容易对付的。最简单的方法是每天含一点西洋参。具体是取一小片西洋参，约拇指头大小，每次含在口中10分钟左右，每天三次即可，两周为一疗程。也可以购买市面上出售的西洋参含片，按说明书服用。

罗大伯采用西洋参含服的方法，使用一周后，症状大为减轻，基本不再出现体位性发作。我嘱咐他持续使用一周，以后再定期含服一下。罗大伯依言行事，一直到现在也没有再发作过。多次测量血压，也都稳定在100/65mmHg以上。

患有低血压的老年人，一般是较消瘦、体质较为虚弱的人，治疗上要强调益气升阳，西洋参具有益气扶正的功效。药理学研究发现其有保护心血管的作用，所含有的人参皂苷有类似强心苷效应，能够增强心肌收缩力，提高心输出量，增加循环血容量，升高血压；增加心肌供氧和提高心肌工作效率，对心气虚患者有效。另外，它还对血小板聚集及血栓形成有抑制作用，可降低血黏度，改善微循环。很多低血压、心率慢的患者用西洋参后，血压、心率都能有所上升，症状明显改善。

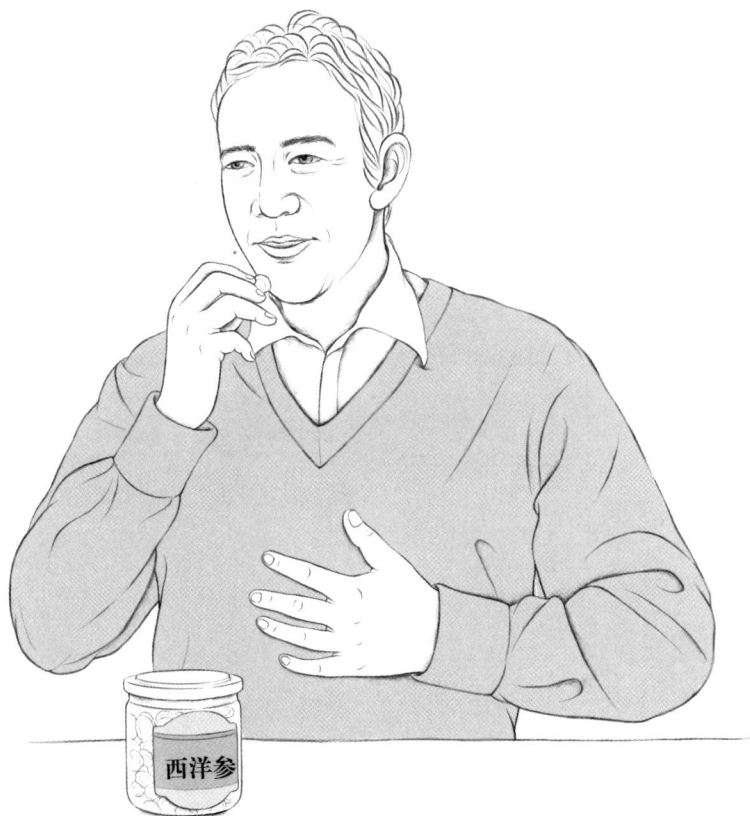

每天含一小片西洋参片，预防低血压

现代药理研究发现，西洋参升压的药理作用与西医的血管活性药物不同，它不是直接通过神经介质使血管收缩来升压，而是通过强心、扩冠、抗心肌缺血，刺激垂体——肾上腺皮质系统，提高机体耐缺氧和抗应激能力，改善微循环等一系列综合性的调节使血压升高。因此，其升压作用缓和且较为持久，可使血压稳步上升，长期稳定于某一水平，无明显大幅波动。这个方法安全性也很高，而且含服非常简便。

此外，如果不想用西洋参，还可以饮用黄芪水。采用黄芪15克，浸泡于热水中5～10分钟后饮服，每天两次，两周为一疗程。这个方法也是为了益气升阳，有类似的疗效。但要论简便性来说，自然还是含服西洋参最佳。

第二章

耳聪目明老偏方，
一份清楚，一份光明

听力和视力都好了，您的世界和年轻人就没什么两样。

听力和视力对人生活的重要性不言而喻，随着年龄越来越大，我们的听力和视力慢慢退化，耳朵越来越笨，眼睛浑浊不清，生活越来越不方便。其实，这些方面，只要有一点毛病我们就上心，当回事来早做治疗，很多问题都不是问题了。

本章选择了一些治疗中老年人最常见的耳朵和眼睛病痛的老偏方，相信能对您有帮助。

8

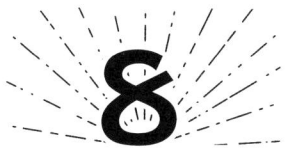

吃点杞菊地黄丸，水润润不眼干

症状： 眼干、眼涩、眼花、眼前有飞蚊感。

偏方： 杞菊地黄丸，一次服一丸，每天两次（或遵药品说明书），两
个月为一个疗程。

虽说人老了视力差是一种常见的现象，但是老人家千万不能因为这样就忽
略了眼睛的保健。我认识的一位姓李的阿姨，60多岁了，三年前她自觉眼睛开
始有轻微干涩、难受，她也没去管，只是自己买点眼药水滴一滴，但后来症状
越来越严重，她才重视起来，上医院看眼科，结果被诊断为老年性干眼症。

干眼为眼科最常见的疾病之一。临床表现为干涩感、异物感、烧灼感、
痒、畏光、眼红、视物模糊、视力波动及视疲劳。干眼发病与年龄和性别有密
切关系，中老年人和女性多易发病。临床调查发现，在65～84岁的人群中，有
10%～20%的概率患干眼症。

李阿姨去看医生的时候，医生说她干眼症已经挺严重了，只能滴人工泪
液。李阿姨滴了后确实觉得很舒服，比自己买的眼药水要管用得多。但问题是

需要频繁地滴，白天平均一个小时就得滴上一次。李阿姨觉得这样下去也不是办法，于是经人介绍来到我的门诊看病。

我问过了她的病情，告诉她光用人工泪液确实不是个办法，只能治标而已，要治本的话，倒有个方子可以试试，不过时间比较长。就是服用杞菊地黄丸，一次一丸，一天两次，两个月为一疗程。这个一丸，指的是那种大丸包装的杞菊地黄丸。如果是小丸包装的，则按照药品说明书服用就好。

李阿姨服用两周后，效果很理想，发现滴人工泪液的频率开始下降，以往每隔一小时就得滴一次，可以下降至两小时才需要滴一次。她继续服用，滴人工泪液的频率继续缓慢减少，服用两个月后，眼睛不适的症状基本消失，几乎不再需要滴人工泪液了。

老年人干眼症的原因很复杂，与人体衰老后，眼细胞发生衰老死亡，神经功能调节异常，以及性激素水平下降均有关联。其中性激素水平下降是一个很值得重视的原因，因为人的睑板腺及泪腺均存在性激素受体，当性激素水平下降时，就可能导致泪腺腺体分泌泪液不足，引发干眼症。近年西医的研究发现对于老年干眼症患者，适当补充性激素能够较明显改善干眼症状，但这种方法在临床上还很少开展应用。

中医称干眼症为白涩症，属"燥症"范畴，"肝开窍于目"。"五脏化液"肝为泪，故泪液濡润而目明。当肝阴充足、肝气条达时，泪液分泌正常，黑睛、白睛晶莹润泽。肝肾阴虚，虚火上炎，津液亏损。或郁热化火，上攻于目，灼津耗液，泪液减少，即出现一系列干眼症状。因此，对本病的治疗应抓住肝肾阴虚的特点，以滋养肝肾、生津润燥为原则而达到治本目的。

杞菊地黄丸是很常用的一味中成药，各地药房都可以买得到。此药是在传统经典方剂六味地黄丸的基础上加枸杞子和菊花组合而成，具有补肝益肾滋阴之效，正好符合老年干眼症的病因病机。

从现代医学看，中药现代研究与临床应用中证实枸杞子具有提高雌激素水平的作用，而六味地黄丸则经过临床验证，具有一定程度提高雄激素之效。枸杞子和六味地黄丸提高性激素的机理不是单纯地补充性激素，而是通过良性调节人体内分泌系统，促进自体产生性激素。

因此，老年人服用杞菊地黄丸，可以一定程度地补充减少的性激素，从而重新刺激睑板腺及泪腺上的性激素受体，促进泪液分泌，这样自然就能有效治疗干眼症了。

9

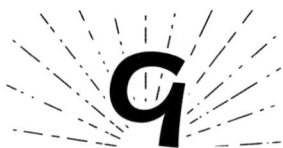

担心老花眼加深？热毛巾法助您改善

症状：难以看清近处物体，不能长时间视近物等。

偏方：①热毛巾法，每天洗脸时，把毛巾浸入热水后，稍微拧一下，折起来趁热盖在额头和双眼部。眼睛轻闭，直至毛巾温度降低后再拿开。每天进行2～3次，一个月为一疗程。

②使用热毛巾法后，用双手的食指对准太阳穴，中指对准鱼腰穴，无名指对准攒竹穴，闭眼，适当有节奏地施加压力，按压时略带旋转动作，每次按摩5～10分钟。并配合按摩光明穴，每次按摩5～10分钟。

老花眼正规的医学名称为"老视"，一般认为是年龄大了后眼球的调节力下降而导致的。不少上了年纪的人都有老花眼，可是他们觉得这跟年轻人近视一样普通，很少有人会去专门治疗。不过，若长期不重视，老花眼也有加深的可能。

我住的小区楼下有个广场，每天都有很多家长带着小孩子在那里玩耍，我丈母娘每天带着我的小孩下去，慢慢地和邻居们都熟悉了。一天，老人家回来后，告诉我隔壁楼的老王太太想问我：她有老花眼，一直戴200度的眼镜，最近觉得老花眼加深了，有什么办法处理。

老王太太我认识，不过因为工作忙，很少能见面。我请丈母娘转告她，可以试试热毛巾法，就是每天洗脸时，把毛巾浸入热水后，不要拧得太干，折起来趁热盖在额头和双眼部。眼睛轻闭，直至毛巾温度降低后再拿开。每天进行2~3次，一个月为一疗程。

使用热毛巾法后，还要进行按摩。用双手的食指对准太阳穴，中指对准瞳孔直上、眉毛中部的鱼腰穴，无名指对准眉毛内侧的攒竹穴，闭眼，适当有节奏地施加压力，按压时略带旋转动作，每次按摩5~10分钟。此外，最好再加按摩光明穴。光明穴位于人体的小腿外侧，外踝尖上5寸（人的食指、中指、无名指、尾指四指并拢，在四指的中指关节上度量的长度为3寸）。每次按摩5~10分钟。

二十多天后的周末，我带小孩在广场上玩，碰见老王太太，她告诉我老花眼停止加深了，还恢复了原先的度数，现在再戴那副200度的眼镜，看东西可清楚了。

热毛巾法和按摩这两个方法其实是我父亲教给我的。他大概十年前开始出现老花眼，买了副100度的眼镜，但慢慢地发现这副眼镜不适用了，他问我该怎么办，我告诉他，根据我学的专业知识，老花眼除了戴眼镜或手术，是没有其他办法治疗的。老爷子不信这个邪，自己找书看，结果还真给他在故纸堆里找到这两个民间偏方，老爷子于是每天实施，不到一个月，眼镜度数不但没有再加深，竟然还减到了50度。后来他没有天天坚持，但一周做上一两次，一直度数也没有加深，到现在，还是戴着50度的眼镜，非常稳定。这件事当时对我触动挺大，也令我对民间的偏方验方有了更深一层的认识。

从现代的观点看，热毛巾法和按摩眼部穴位法的原理大致可以解释为一种良性的刺激，促进眼部的血液循环，从而提高眼睛的调节能力。至于远处的光明穴位，古人如此命名，顾名思义，这个穴位有"使人眼睛光明"之效。现代研究亦有支持，如曾有人用红外成像仪研究发现，在刺激光明穴时，眼睛区域的皮肤温度会明显上升；还有人用脑功能成像的方法检测，发现刺激光明穴时，脑部视觉中枢会被明显激活。这些研究都说明光明穴对视力的改善有一定的作用。

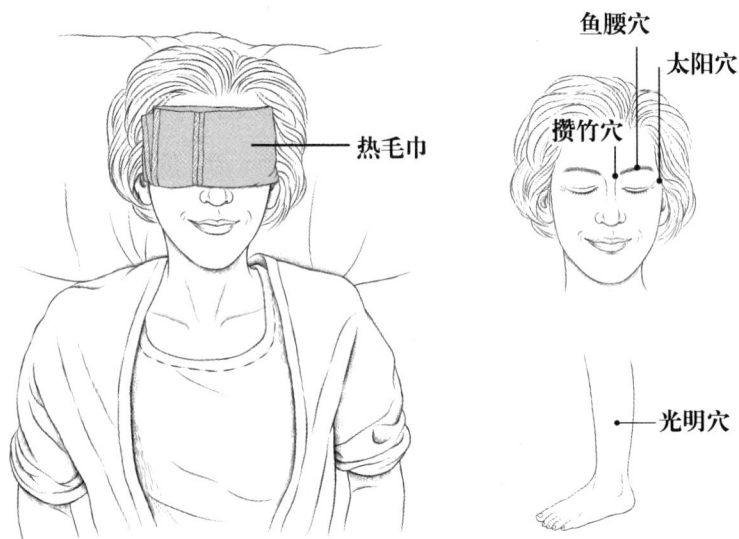

用热毛巾敷眼，坚持进行可防止老花眼度数加深

最后值得一提的是，治疗老花眼还可以用枸杞菊花茶。这个方子已多次提到，不过枸杞菊花茶对于眼睛确实有益。如清代的陆定圃在其所著的《冷庐医话》一书中，最推崇的就是用枸杞、菊花作为养护眼睛的用药。当时还有一种

药丸叫作枸菊丸，吃的时候拿来加水融化后服用。

　　各位老花眼的患者，不妨常喝菊花枸杞茶或用热毛巾敷眼，可有效防止老花眼加深。

10

每天三按承泣穴，不再迎风流泪

症状：迎风流泪。

偏方：每天按摩承泣穴三次，每次10分钟。并配合艾灸的方法，用艾
条熏烤此穴，每穴熏5分钟，每天一次，坚持两个星期。

有一次，一位老教师来找我看病。这位老教师姓戴，即将到退休的年纪
了，可没想到这个时候，眼睛忽然犯毛病，双眼无缘无故地流眼泪。有时候在
上课，学生忽然见她两眼泪水汪汪，以为她有什么委屈哭了呢，搞得她很不好
意思。

刚开始戴老师觉得问题不大，拖了两个月，问题不但没有改善，反而更
严重了，遇风遇冷则更明显，不仅如此，她发现视力也模糊了，于是她决定上
医院看看。在医院检查后发现双眼并没红肿现象，泪道也通畅。医生开了点眼
药水给她，让她回去试试，如果没效果也没办法了。戴老师滴了一段时间眼药
水，效果并不佳，后来她又去其他医院看，医生也给她试了一下泪道冲洗等治
疗方法，同样没什么效果。听她广州的亲戚介绍说我有不少对付这些问题的法

子，于是她就专门从外地前来试试。

对于戴老师这个病，我当时没有太多经验，正有些犯愁，突然想起有个穴位叫"承泣穴"，就试着给她在两侧的承泣穴扎了两针。想不到的是，半小时后出针，戴老师说感觉不错，泪水马上就少了些。考虑到戴老师还没退休，又在外地，离得远，我见这个穴位有效，就建议她不要太奔波，回去后每天按摩承泣穴三次，每次10分钟。并配合艾灸的方法，用艾条熏烤此穴，每穴熏5分钟，每天一次。坚持两个星期再回来看看。

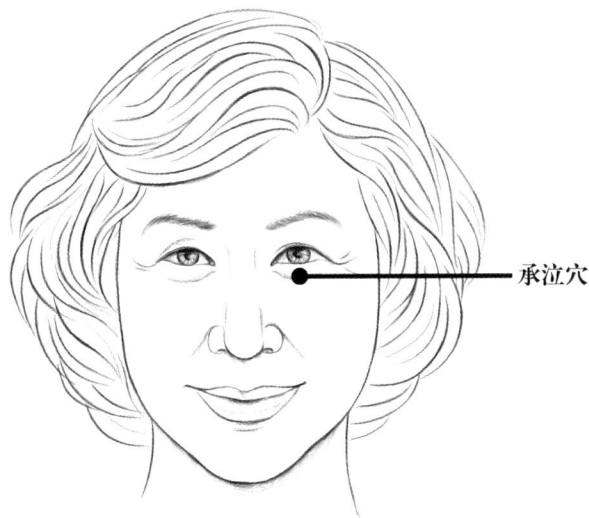

承泣穴

每天按摩承泣穴，不再迎风流泪

两周后戴老师再回来复诊，告诉我果然有效，现在流泪已经明显减少。于是我再根据她的脉象、中医辨证情况开了些药，同时嘱咐她回去继续按摩。一个月后，戴老师的亲戚来我这里看病，告诉我戴老师的迎风流泪已经好了，所以没有再回来复诊，托她谢谢我。

戴老师得的这个病中医称之为"迎风流泪症"，是中老年人常有的眼病，又称为"溢泪症"。此病早在《诸病源候论》就载有"目泪出不止"，《银海精微》载有"迎风泪洒"及"充风泪出"的论述，中医认为此病的病因是气血不足，泪窍不密所致。《审视瑶函》载"迎风冷泪，水木俱虚。血液不足，寒药勿施。失治则重，宜早补之"。

承泣穴，承，受也；泣，泪也，水液也。这个穴位位于面部，瞳孔直下，在眼球与眼眶下缘之间。将手指置于此处的眼眶边缘，然后轻轻按摩，即可感觉有酸胀感。此穴顾名思义，能够承担泪液，所以对于溢泪症正好适用。之所以加上艾灸，是考虑到戴老师有遇风遇冷加重的特点，这显然符合眼周气血不足的病因，而艾灸恰有温补气血之效，正好适用。

从现代医学的角度来看，戴老师这个病叫作"功能性溢泪"，是指在泪道通畅无器质性阻塞或狭窄的情况下的溢泪。其原因有多方面，但下眼睑松弛是一个重要原因。下眼睑眼轮匝肌无力而下垂，使下泪点外翻离开泪湖，影响了泪液的自动循环过程，而致眼泪从眼睑溢出。而承泣穴正好在下眼睑处，在此处进行按摩、艾灸，通过良性的反复刺激，改善了下眼睑眼轮匝肌的功能及其松弛状况，自然就能起到效果了。

需要提醒的是，迎风流泪症也可能由于泪道阻塞、狭窄所造成，这时候就需要通过冲洗泪道、扩张泪道的方法来治疗，此时对承泣穴按摩、艾灸的效果就不理想了。所以有此病的患者，建议先到眼科进行检查，确定原因再行治疗。

11

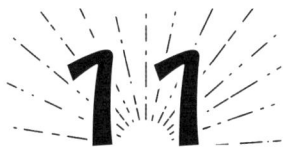

巧用鱼肝油，秋天鼻子不干燥

症状：鼻干。

偏方：①将鱼肝油胶囊打开，将内含的鱼肝油涂抹在鼻腔、嘴唇处，
每天一次，7天为一个疗程。

②按摩鼻腔对应穴位。

平时周末我带小孩在楼下广场玩时，会和小区里的老人家聊聊天，既是一种消闲，也可以听听他们有什么疾病，能帮的自然就帮。每逢秋冬之际，我听到他们抱怨得最多的一点就是干燥，像鼻子干燥，是他们经常反映的问题。

听到他们说起这事，我也有很深感触。记得有一年秋天，下班时我碰到耳鼻喉科的同事，闲聊了几句，他抱怨说今天一天看了三十几位鼻出血的老年人，其中绝大部分都是由于干燥这个原因造成的出血。

一方面，秋季和冬季的气候干燥，本身就容易令鼻腔黏膜的水分蒸发，造成鼻干燥；另一方面，气温低会使鼻腔黏膜下的血管收缩，分泌黏液的腺体功能也下降，造成自身分泌液体数量减少。这两个因素合起来，就很容易造成鼻干，甚至鼻出血了。

其实，对付这个问题，有个很简单的方法，现在很多老年人都注意保健养生，有每天吃鱼肝油的习惯。只要将鱼肝油胶囊打开，将内含的鱼肝油用手指或棉签涂抹在鼻腔里，就能起到防治鼻干燥的作用，一般每天一次就够了，7天为一疗程。

鱼肝油的成分很简单，简单地说，就是维生素和油剂两大部分物质。维生素能维持上皮组织的完整性，滋润黏膜，预防干燥；而油剂涂抹在鼻腔黏膜处后，能形成封闭性油膜，可以保护皮肤黏膜，减少水分的蒸发，并促进皮肤黏膜水合作用，有显著的滋润和保护效果。

鱼肝油防治鼻干这个方法，不仅可以在日常生活中使用，如果老人家因病住了院，需要吸氧治疗的话，这个方法也很适用。要知道长时间吸氧，是有可能造成鼻黏膜干燥的，但如果在吸氧前用鱼肝油涂抹一下，这个概率就会很低了。

在"很老很老的老偏方"系列书第一册（《很老很老的老偏方，小病不用慌》，第36页《一瓶冰可乐，迅速止鼻血》）中，介绍过预防冬季干燥引发鼻腔出血的方法，也是可以参考的。这里如果配合"摩鼻法"，效果会更好。具体做法是按摩鼻子以及鼻周：用食指和拇指先按着鼻梁的上端，以此为起点从上往下揉搓，注意要搓到鼻翼的部位，反复揉搓，到局部发热为止。然后按鼻周，即用两根食指分别压住鼻唇沟，从上往下反复揉搓，到局部发热为止。最后用食指打横，紧挨着鼻孔，从左到右或从右到左反复揉搓，到局部发热为止。

按摩鼻子，主要目的是增强鼻子的血液循环，让气血运行通畅，从而促使鼻腔腺体分泌液体增加，充分滋润鼻腔黏膜，就更能保证效果了。

12

耳朵嗡嗡响，鸣天鼓法可减轻

症状：耳鸣。

偏方：①先通过冥想和缓慢的身体运动，令双手有明显的发热、发胀感。

②将双掌心对准耳孔，贴紧双耳，呼气时掌心向耳朵下压，吸气抬离，如此反复36下。再用双掌掩盖住双耳，食指、中指、无名指贴在后脑壳处，然后轻轻敲击脑壳，可听到像敲鼓一样的声音。缓慢敲击36下即可。

耳鸣是一个很令人困扰的疾病，而且病程越久，治疗起来就越困难。究其原因，耳鸣刚开始的时候，声音一般来自内耳毛细胞，也就是产生听觉的细胞，由于内耳受损，耳朵里的毛细胞就会产生耳鸣的信号，然后传输到大脑，患者就感觉到了耳鸣。但时间一长，耳鸣往往就和耳朵没有太大关系，或者说耳鸣主要不再来源于耳朵了。

这是因为时间一久，大脑会对耳朵产生的耳鸣声音产生记忆，在脑袋里建立起一个神经反射，最终即使耳朵原发疾病已经痊愈，耳朵不再传来耳鸣的信号，但大脑里仍然存在着之前耳鸣的记忆，像个录音机一样把将之前耳鸣的声音在脑子里循环播放，形成"脑鸣"。

有一种方法，听音乐可以治耳鸣，这实质是一种"蒙蔽疗法"，目的是淡化脑袋里的耳鸣记忆，使之渐渐消失。不过，这种方法一般需要坚持半年以上才能见效，临床上患者往往不能坚持下去。

而采用鸣天鼓的方法，根据我的实践，如果患者能够配合的话，往往能在一两个月内见效。病程短些的，甚至一两个星期见效也是有可能的。

我曾用这个方法治好不少耳鸣患者，周女士就是其中一个。周女士57岁，是一名退休干部，两年前由于亲人去世，情绪低落，一年前她的右耳无缘无故开始耳鸣，于是去耳鼻喉门诊就诊，诊断为"感音神经性耳鸣"。她的耳鸣在夜间尤其严重，白天时也偶尔可以听到"嗡嗡"声，她曾服用过多种中西医药物，也未见好转。后来，周女士来到我的门诊，由于她住的地方离医院很远，所以我建议她采用鸣天鼓法来自行治疗。

读者可能听说过鸣天鼓法，不过，这里讲的鸣天鼓有点不同，需要融入一定冥想法和身体运动来做"引子"。不过方法也不复杂。

第一步，预备放松。坐姿或卧姿，以自己能够舒适、放松为度。闭眼，全身放松，尽量排除杂念，冥想"听力正常，耳鸣消失"，时间约2~3分钟。

第二步，意守丹田。两手掌上下相搭，掌心相对，隔约10厘米的距离，两掌均如托球状，意念集中于小腹处，想象那里有一团"火"，缓慢呼吸，吸气时把气吸到小腹处，令这团"火"烧得更旺。这样做5分钟。

第三步，双手做分合动作。如果时间长了，或者比较敏感的人，经过以上的步骤后，会感到小腹发热，双手掌有一种发胀发热的感觉，此时再将双手掌慢慢分开，分开时吸气，呼气时合拢。细细体会双手掌发胀发热的感觉。如此分合9次即可。

经过以上的练习，此时双手会有明显的发热、发胀感，接下来正式进入鸣天鼓法，将双掌心对准耳孔，贴紧双耳，呼气时掌心向耳朵下压，吸气时抬离。如此反复36下。再将双掌掩盖住双耳，食指、中指、无名指贴在后脑壳处，然后轻轻敲击脑壳，可听到像敲鼓一样的声音。缓慢敲击36下即可。

明眼人应该可以看出来，我这里讲述的鸣天鼓法，实际上是以气功为引子。要知道鸣天鼓据说由唐代汉钟离所发明，记载于《援生四书》。汉钟离，名权，字云房，京兆咸阳（今属陕西）人，传说为八仙之一，是气功家，其气功功法传自吕洞宾。一般文献介绍的鸣天鼓法只是将双手掌搓热，放在耳部，然后叩击后脑壳。但如果知道鸣天鼓的来源，就能够明白，该法是一位气功师发明的，又怎么可能没有气功的训练作为基础呢？

周女士按上述方法自行回家练习，每天均坚持一次，每次花20分钟左右。两周后，她打来电话告诉我耳鸣开始减轻。一个多月后，她的耳鸣已完全消失了。

鸣天鼓这个方法也挺难用现代科学机制来解释，不过其操作方式与西医治疗慢性耳鸣颇为相似。西医目前治疗慢性耳鸣，一般认为需要采用习服疗法。习服疗法主要包括几个方面：第一，蒙蔽（如以前介绍过的听音乐，就是一种蒙蔽疗法）；第二，松弛训练；第三，转移注意力；第四，心理调节。而本文介绍的鸣天鼓法，其实与西医习服疗法的第二、第三、第四条均有异曲同工之妙。冥想、放松与习服疗法中的第二条"松弛训练"是一致的；意守丹田、体会双手掌发胀发热则与第三条"转移注意力"相符；练习完毕后，患者一般会觉得全身放松，头脑清醒，心理上会有明显的良性调节效果，这自然就符合第四条"心理调节"的要求。

需要说明的是，西医这个习服疗法，其科学机制也不是解释得很清楚，中医这个鸣天鼓法，原理更加不好用现代术语描述，但起码在慢性耳鸣这个病上，中西医殊途同归，走到了一块。

医学有时候就是这么奇妙！

第 三 章

吃好睡好老偏方，
精神超级爽，日子不寻常

吃好睡好就是福气，年纪大了，这两方面都得多注意。

俗话说"能吃能睡就是福气"，这话表面肤浅，但寓意相当深刻。吃好，才能供给身体各方面所需的能量，正常进行新陈代谢；睡好，才能保证有足够的精气神，使身体各个机能灵活发挥。中老年人，在吃和睡上没有问题，就会少很多困扰。

本章针对中老年人在吃和睡上的常见小病，包括失眠、腹胀、牙齿松动、频繁打嗝等，精心选择了对治老偏方，这些偏方也是我在实际临床上经常使用，被验证了无数次的。

13

经常失眠，赶紧用交泰丸敷肚脐

> **症状：** 失眠。
>
> **偏方：** 将黄连、肉桂均磨成粉末，另准备蜂蜜若干，将黄连粉、肉桂
> 粉、蜂蜜按重量比例10：1：10共混调匀成膏状，装瓶密封备
> 用。每晚睡前洗净肚脐，取膏药5克置于脐部，外用胶布固定，
> 次日早晨取下。两周为一疗程，一般连用1～2个疗程。

　　常言道"前三十年睡不醒，后三十年睡不着"。中老年人失眠，是一种非常常见的心理和生理问题。对于很多刚退休的长辈来说，退休前的"胜友如云"，退休后的门庭冷落，造成了极大的心理落差，更是令人辗转反侧，难以入眠。

　　我朋友的一位大伯，就是这种情况。他今年60岁，半年前退休，一开始还乐得清闲，早上泡茶读报，不亦乐乎。可是慢慢地，心里就不踏实了，尤其到睡觉的时候，就开始思如潮涌，百感交集。刚开始睁眼半个小时左右，还可以入睡；可到了后来，情况越来越严重，几乎彻夜难眠。后来他吃起了安眠药，

刚开始每次吃一片，就可以入睡。可后来就算吃两三片，也只能睡两三个小时。由于夜晚失眠，白天就变得很困倦，但就是如此，仍然是难以入睡。朋友知道这种情况后，就带大伯来找我，看我有没有什么办法。

我仔细听完情况后，就对他们说，中医认为，失眠是"阴阳失调"造成的。大伯年事已高，容易肾气亏虚，体内阴虚，又加上思虑过度，心火亢盛，这样一来，就会阴虚阳亢，阴阳失调，自然容易失眠了。

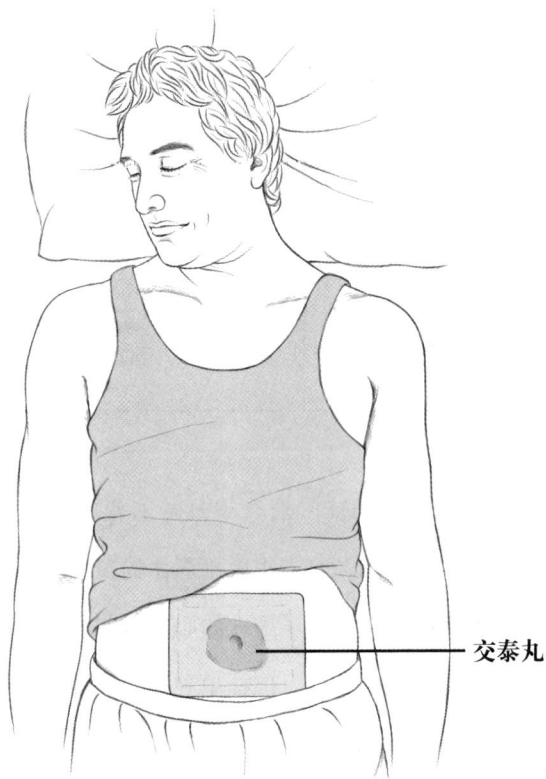

交泰丸

睡前用交泰丸敷肚脐，睡得香甜

大伯一听，就忧心忡忡地说，他现在吃安眠药，已经不管用了，接下来几十年，该如何是好？

我安慰他不用担心，他现在已经退休，时间充裕，最适合以中医中药来调理身体，治疗失眠。说着，我就告诉他一条偏方：交泰丸敷肚脐。具体操作为：将黄连、肉桂均磨成粉末，另准备蜂蜜若干，将黄连粉、肉桂粉、蜂蜜按重量比例10：1：10，共混调匀成膏状，装瓶密封备用。每晚睡前洗净肚脐，取膏药5克置于脐部，外用胶布固定，次日早晨取下。两周为一疗程，一般连用1～2个疗程。

从阴阳理论来看，人清醒、活动的时候属阳，睡眠、静止的时候属阴。五脏六腑当中，心居于上方，属火，可视为"阳"；肾居于下部，属水，可视为"阴"。老年人随着年龄的增长，肾精亏虚，就容易导致体内阴气虚弱。现代学者对患有各种疾病且年过40岁者进行中医体质调查，也发现以阴虚证为多。医家徐东皋曾云："肾水不足，真阴不升，而心火独亢，不得眠者。"当阴虚不能制约阳气，阴阳不调和，就可能出现失眠症状。因此，调和阴阳，就成了中医治疗失眠的根本思维准则。

交泰丸由黄连、肉桂等按照一定的比例配伍而成，始见于明代韩懋写的《韩氏医通》。黄连苦寒入心经，清降心火以下交肾水；肉桂辛热入肾经，温升肾水以上济心火。二者一寒一热，一阴一阳，清心除烦，引火归源，交通心肾，调和阴阳，自然就能起到治疗老年人失眠之效了。

现代药理研究也发现，黄连、肉桂单独使用的话，其镇静、安眠的效果并不强，但配合使用后，却能对大脑中枢神经系统中兴奋、镇静的神经物质产生协调作用，达到显著的镇静、安定效果。

在古代，交泰丸是作为口服的药物。但是交泰丸口服的口感并不好，且老年人失眠的治疗疗程较长，所以在这里把它改为脐敷，更容易为患者接受。

朋友的大伯一听，觉得这个方法不错，可以试一下，当天回家就去准备了。后来朋友告诉我，大伯使用的第一晚，不吃安眠药，就可以安稳地睡4个小时。使用一个星期后，每晚大概能睡5个小时，虽然睡得比较浅，但白天的精力比以前好多了。一个月后，睡眠时间可以达到每晚6~7个小时，早上精力充沛，心情舒畅，已经是一个健康的老人家了。

　　值得注意的是，老年人失眠常常以心肾阴阳不调和为主要原因，但亦兼有其他脏腑功能失调的可能。如采用此方效果不佳，还需要辨证分析原因，以进一步提高效果。

14

脾胃虚弱肚子胀，喝喝特制人参汤

症状：腹胀。

偏方：厚朴15克，法半夏10克，人参10克，炙甘草10克，鲜生姜15克
（拍碎放入），水煎取汤，每日一次。

　　刘大叔是一位退休工人，半年前急性腹泻住院两周，腹泻虽治愈了，却落下了腹胀的毛病。他曾在多家医院用中西药治疗，效果一般，时轻时重。后来经人介绍，他来了我的门诊看病。接诊时临床表现为胃脘及腹部胀满，吃饭后及夜间尤其严重，胃口很差，全身乏力，大便难解，诊脉虚弱无力。

　　在临床上，经常可见到因为腹胀而前来就诊的患者，这类患者往往进行各项检查如胃镜、肠镜也并未发现异常。西医学将之称为"功能性腹胀"，通常使用胃肠动力药，如吗丁啉、莫沙必利等治疗。功能性腹胀的临床表现与中医学的"痞满"相似。根据临床观察，脾胃气虚型比较常见，尤其是老年人年老体衰，脾胃功能本身已经偏弱，更是常见于此证型。

　　刘大叔的腹胀问题是腹泻的后遗症，也就是说，患者腹泻过后损伤了脾胃

之气，导致腹胀症状出现。他目前的胃口差、全身乏力、大便难解等症状，也是脾胃虚弱的征象。因此，我给他开了个经典的古方：厚朴生姜半夏甘草人参汤。具体做法：厚朴15克，法半夏10克，人参10克，炙甘草10克，鲜生姜15克（拍碎放入）。三碗水煎成一碗水即可，每日一次。

厚朴生姜半夏甘草人参汤出自《伤寒论》六十六条："发汗后，腹胀满者，厚朴生姜半夏甘草人参汤主之。"原方是用来治疗"发汗后，腹胀满者"。因为发汗不当，或发汗太过而伤害脾气，脾主管运化转输而主腹，结果导致汗后脾虚，运输无权，或生痰湿，使气机壅滞，则腹胀满。因此此方正是用于治疗脾胃气虚型腹胀、痞满的好方子。

脾虚气滞引起的腹满，治疗时若单用补益剂，则有助满生湿的弊端；单用行气散结法，又恐怕更伤脾气，不利转输。所以宜消补兼施。厚朴生姜半夏甘草人参汤中，厚朴味苦、性温，善于下气行散，除胃中滞气而燥脾，泄满消胀最宜；生姜、半夏两药，前者宣散通阳，行胃中滞气，后者开结豁痰，除胃中逆气；两者与厚朴配伍，辛开苦降，消胀除满。配合人参、甘草为佐，既可补气益脾又可防理气药伤了正气。

刘大叔回去按方服用，三天后过来复诊，说吃了一剂药后开始排气，肚子觉得挺舒服的，两剂服完排气更多，待三剂服完，胃口也好了，腹胀的问题基本消失了。由于病程较久，我给他诊过舌脉后又以原方开了6剂药给他巩固治疗，服完这些药后刘大叔的腹胀问题彻底痊愈了。另外，值得提醒的是，上述方子主要治疗脾气受伤转运失常所引起的腹胀，并不能通治其他腹胀症状，其他证型的功能性腹胀须应用其他方法治疗才会取得好的效果。

如嫌上方过于烦琐，还可以尝试另一个更简单的方子——陈皮姜枣汤，做法是：陈皮10克、生姜30克，剁成碎末，大枣5～10枚。一起入锅，加水500毫升，煮沸后改文火，再煎3～5分钟即可。趁热饮用最佳，可稍加红糖以调味。

此方中陈皮可理气行气，用于调理脾胃气滞，大枣与生姜则是暖胃益脾之品。所以此方同样是消补兼施，与厚朴生姜半夏甘草人参汤的思路一致。不过这三样食材一般家庭都有，非常方便取材。但同样需要注意的是，脾胃虚弱者适用，其他证型的用此方就不合适了。

15

消化不良，《伤寒论》中有妙方

> **症状：**腹胀、呕吐、嗳气等。
>
> **偏方：**法半夏12克，黄芩10克，干姜、党参各9克，黄连3克，大枣10枚，甘草6克。三碗水煎成一碗水，每天一剂，分三次口服，两周为一疗程。半夏有肾毒性，肾功能不全或有肾脏疾病病史的患者应慎用。

　　我单位附近有多所大学，楚阿姨是其中一所学校饭堂里的煮饭工。一天她来找我，说自己近一年多来总是一吃完饭就腹胀难受，甚至还有恶心、想呕、嗳气的不适症状，弄得她虽然天天对着各种美食，却总吃不下饭，人也越来越瘦。她曾去医院做过胃镜检查，未发现有胃及十二指肠溃疡、糜烂、肿瘤等器质性病变，诊断为功能性消化不良，服用了多种促胃肠动力西药，效果不佳。后来听学校里其他来找我看过病的同事说起，就来找我看病。

　　功能性消化不良是消化内科常见病之一，它不是器质性病变，而是一种功能性疾病。目前病因及发病机制尚不清楚，可能涉及胃肠道的运动、分泌、吸收以及血液供应、神经感觉障碍等多个环节，焦虑、抑郁等精神因素在其发病中也有一定的作用，以上多种因素相互影响，互为因果，导致胃肠运动障碍，其中胃动力障碍是其主要病理生理学基础。

从中医看来，此病属中医"痞满""胃脘病""嘈杂""呕吐"等范畴。这个病多由饮食不节、情志所伤、劳逸失常、外邪侵袭等引起脾胃呆滞，运化失职，湿浊内生，阻滞气机，所以会导致腹胀、呕吐、嗳气等症状。

针对楚阿姨的情况，我向她推荐了一个方子：取法半夏12克，黄芩10克，干姜、党参各9克，黄连3克，大枣10枚，甘草6克，三碗水煎成一碗水。每天一剂，分三次口服，两周为一疗程。

此方名为半夏泻心汤，是《伤寒论》中治疗痞证的经典代表方，它以调节脾胃气机为立法组方的要点，主治脾胃功能受损、升降紊乱引起的气机痞塞、心下痞满证。由于气机的升降出入是机体生命活动的基本形式，人体五脏气机升降出入又是以中焦脾胃为中枢的，所以半夏泻心汤实有调畅全身气机的功效。

方中黄芩、黄连苦寒降泄，用来清中焦之热；干姜、法半夏辛温燥热，用来除中焦之湿；党参、甘草、大枣补养脾胃，用来补中焦之虚。如此寒热互用，可以共补阴阳，苦辛并进可以恢复身体的升降功能，补泻兼施可以调理身体的虚实，使脾胃功能复常，那么腹胀、呕吐、嗳气等症状就自然会痊愈。

现代学者对半夏泻心汤进行了大量的药理研究，发现它对胃肠运动有良性调节作用。不过，如果只是这样的作用，那么西药的促胃肠动力药如吗丁啉之类的也能做到。但研究还初步发现，半夏泻心汤另有一个妙处，就是对胃肠激素有积极的调控作用。目前已知的胃肠激素共有10族60余种，这些都是胃肠运动调控的重要因素。而对胃肠激素的调节，则是吗丁啉之类的西药无法做到的。

楚阿姨按方服用6剂后，症状减轻了不少，也敢吃饭了，再持续服用至两周，症状就基本消失了。有了食欲，慢慢地人就开始长胖。她很感谢我，多次请我去他们学校里吃饭，说要专门给我开小灶，可惜我工作繁忙，至今还没去成。

16

肾阳不足五更泻，自制四神丸来巧治

> **症状：** 每到黎明前腹痛腹泻。
>
> **偏方：** 补骨脂15克、肉豆蔻15克、吴茱萸10克、五味子10克，上述药材加水煎煮，三碗水煎成一碗水，每天晚上服用一次即可。两周为一疗程。另外，也可到药店买四神丸按说明服用。

白天拉肚子很常见，但是天没亮就拉肚子的老人也不少见。有一次大清早，一位老人在家属的陪同下来找我看病。这位患者姓冯，70多岁了，看起来有点虚弱无力。原来他有腹泻的毛病几年了，特点是每天黎明时分醒来，肚子里就会咕噜噜串上一阵气，然后隐隐约约地痛起来，不得不去蹲厕所，拉出来的大便稀薄如水，拉完后肚子疼就消失了。这一天基本上也就不会再去厕所了。他自己曾经吃过好些止泻药，像黄连素、益生菌等都试过，问题总是不能解决。听说我经常看些疑难杂症，就过来了。

我马上给老人家诊脉，发现他的肾脉很虚弱，细问之下，发现他还有畏寒肢冷、腰膝酸软的症状。我告诉他，他这种情况在中医叫作"五更泻"，或者叫作"鸡鸣泻"，意思是天亮鸡叫的时候出现腹泻。这种腹泻不是由于吃错东西、肠道感染等引起的，如果从西医的角度来说，很难找到明确原因，一般只会下个"胃肠功能紊乱"的诊断，也没有太好的处理方法。

而从中医学角度看，五更泻与肾阳虚有很大关系。多由于久病之后，肾阳受损；或年老体弱，肾气不足，因命门火衰，脾失温煦，运化失职，从而导致泄泻、腹痛。清代林佩琴在《类证治裁·泄泻》中说："肾中真阳虚而泄泻者，每于五更时，或天将明时，即洞泄数次。此由丹田不暖，所以尾闾不固，或先肠鸣，或脐下痛，或经月不止，或暂愈复作，此为肾泄。盖肾为胃关，肾阳衰，则阴寒甚，故于五更后，阳气未复，即洞泄难忍。"明代张景岳的《景岳全书·泄泻》指出："肾为胃之关，开窍于二阴，所以二便之开闭，皆肾脏之所生，今肾中阳气不足，则命门火衰，而阴寒独盛，故于子丑五更之后，当阳气未复，延期盛极之时，即令人洞泄不止也。"

这些先贤名医的观点翻译一下，意思是肾开窍于二阴，肾气控制着大便的排出，在每天凌晨时，人体的阴气开始向阳气转化，此时肾阳气处于最微弱的时候，对大便的控制能力最差，就会导致五更泄泻的发生。后世医家在临床实践中对肾阳虚导致五更泻的理论进行了发展，认为脾阳虚也同样重要，现在一般的观点均认为，这种病与脾肾阳虚有密切关系。

在治疗上，则有一个名方可以使用，那就是四神丸。这种药在药店里有出售，按药品说明书服用即可。不过由于利润小，现在不太容易买得到。我叫老人家可以考虑自行配制，具体方法：补骨脂15克，肉豆蔻15克，吴茱萸10克，五味子10克，上药加水煎煮，三碗水煎成一碗水，每天晚上服用一次即可，两周为一疗程。

我又嘱咐老人家，如果同时配合中药穴位贴敷，效果更佳。具体方法：取熟附子、丁香、吴茱萸、胡椒粉、肉桂、小茴香各10克，共研细末，每次8克，用醋调成糊状，贴敷在腹部的神阙穴（即肚脐）及后腰部第二腰椎棘突下凹陷中的命门穴，上盖敷料块，用胶布固定，每天贴敷时间为4～6小时，每天一次。

四神丸方中补骨脂是主药，善补命门之火，以温养脾阳，肉豆蔻暖脾涩肠、吴茱萸温中散寒、五味子敛酸固涩，这几味药合用，成为温肾暖脾、固肠止涩的方剂，用来治疗五更泻，临床上多次有良效。再配合敷贴神阙、命门穴，通过以上辛温药粉糊贴敷，可渗透药力刺激以上两穴，更能调动人体的阳气，温煦命门之火，从而温补肾阳，达到止泻的目的。

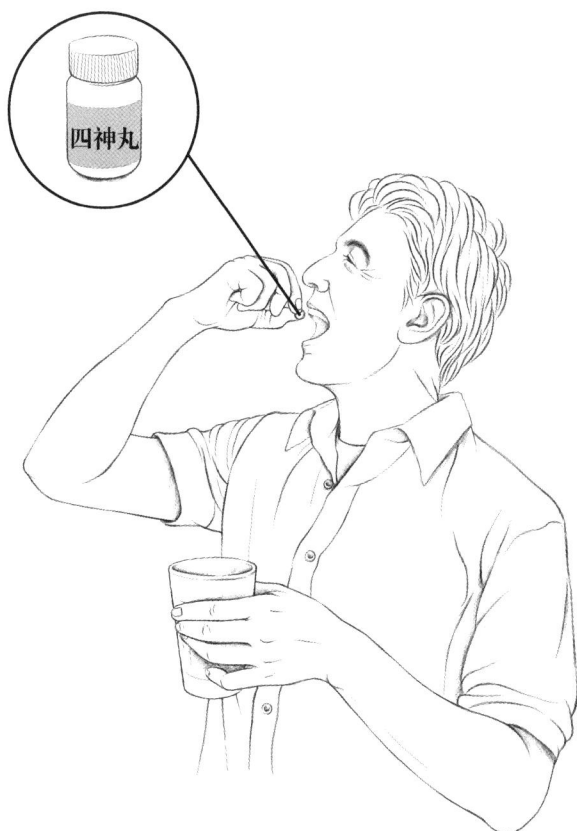

"五更泻"不用怕，服用四神丸很快就好

老人家服用上述方子一周后，五更泻开始减少，虽然仍需要起床上厕所，但大便开始渐渐成形。连服三周后，五更泻消失，人也精神了不少。有此病症的朋友，不妨试试这个偏方，会得到不错的疗效。

17

云南白药配蜂蜜，对付褥疮就是好

症状： 褥疮。

偏方： 先用碘酒冲洗清洁疮面，用无菌棉签蘸取生理盐水擦净疮面及周围皮肤。再用云南白药1～3克，加蜂蜜3.5倍量调成糊状，用棉签蘸糊，涂在患处，外用干净的纱布覆盖一层，最后用胶布固定。每日换药一次。

褥疮是长期卧床、坐轮椅以及术后患者常出现的并发症，是机体组织由于遭受外部压力而出现的局部缺血性损害，现多称压力性溃疡，美国、欧洲及其他国家称之为压迫性溃疡。

两个月前，我就碰到过一位70岁的褥疮患者曾大妈。曾大妈因患类风湿关节病，四肢关节已变形，失去活动能力，瘫痪卧床三年。家属请陪护工在家中照料，可这位阿姨对业务不太熟悉，没有经常给曾大妈翻身、按摩。结果曾大妈的屁股上长了个褥疮，一翻身就叫痛，试了很多药，但那个褥疮总是流水流脓的，不见好转。

曾大妈的女儿为自己没有照料好妈妈很是愧疚，她过去在我门诊看过病，于是又专门来找我咨询，看有没有治褥疮的方法。我叫她别着急，褥疮产生的主要原因是局部组织长期受压而持续缺血、缺氧、营养不良致使组织血脉瘀阻、溃烂、坏死。其病理改变主要是局部组织细胞的缺血、缺氧以致坏死。治疗应以促进局部血液循环，改善局部营养状况为主。

听说曾大妈已经用过了很多药物，我估计常规的方法对她应该没效了，就推荐了一个偏方，但叮嘱曾大妈女儿，这个方子需要精心照料，每天实施才行。具体方法：先用碘酒冲洗清洁疮面，再用无菌棉签蘸取生理盐水擦净疮面及周围皮肤。然后用云南白药1～3克，加上3.5倍量的蜂蜜，调成糊状，用棉签蘸糊，涂在患处，外用干净的纱布覆盖一层，最后用胶布固定。每日换药一次。

云南白药为黄色或浅棕黄色粉末，主要成分为三七、冰片、麝香等。三七通脉行瘀，和营止血，行瘀血而敛新血；麝香可活血通经、止痛；冰片清热止痛，也能生肌。现代药理研究也证明三七抗炎、耐缺氧；麝香有抗炎、抗菌的作用；冰片具有一定的止痛及温和的防腐作用。临床实验证实云南白药对金黄色葡萄球菌、绿脓杆菌及白色念珠菌等细菌引发的炎症具有抑制作用，还可以明显促成纤维成长细胞和血管内皮细胞的生成，加速血管的生长及结缔组织的增生，以达到促进伤口愈合之效。

蜂蜜在这方子里的地位可能比云南白药还重要。《本草纲目》记载，"蜂蜜入药之功有五：清热也，补中也，解毒也，润燥也，止痛也。生则性凉，故能清热；熟而性温，故能补中；甘而和平，故能解毒；柔而濡润，故能润燥；缓可去急，故能止心腹肌肉疮疡之痛；和可以致中，故能调和百药而与甘草同功。"临床实验证明，蜂蜜对链球菌、葡萄球菌、白喉等革兰阳性菌有较强的抑制作用，可减少渗出，减轻疼痛，防止感染，促进伤口愈合及组织再生。因其富含果糖、葡萄糖、蔗糖、有机酸、烟酸、乙酰胆碱及维生素A、维生素D、维生素E等营养物质，可提高血浆蛋白量，加强自身免疫力，降低感染率，从而加速褥疮的康复。

用蜂蜜还有一个好处。现在流行的创伤"湿性环境"理论认为，应该为缺血的溃疡面创造一个湿性环境，此环境要有透气性能，同时还应具有抗渗出、防止创面组织浸泡及杀菌等作用，而蜂蜜湿敷，正好符合"创面湿性愈合"理论。

曾大妈的女儿听了，抱着试一试的心态回去给母亲试用。一周后，她打电话给我，说上药后挺有效，如今褥疮已开始好转，有新鲜的肉芽长出。我叫她继续坚持用，她给母亲连续使用一月后，褥疮完全好了。看着折磨妈妈的痛苦缓解了，曾大妈的女儿终于松了一口气。

18

总是早醒睡不好，刮痧一觉到天亮

症状：早醒。

偏方：取一块刮痧板，或一个一元钱硬币（消毒过的），蘸少量清凉油或温热水，先从鱼际穴开始，沿手臂内侧、桡侧的肺经走向刮痧，以刮出局部有痧点为佳，手臂的肺经刮完后，再在锁骨下，沿着锁骨刮痧，刮痧一次，待痧点消失后，方可再行第二次刮痧。效果好的话，可一次见效。一般治疗五次为一疗程。

有一天，我忽然接到了老家邻居老太太打来的电话。她今年67岁，说自己近半年来老是睡不好觉，总会早醒，一般在凌晨3点多醒来，醒后就很难再睡着了，每晚睡眠时间不足4小时，因睡眠不足，白天常感头痛头昏、疲乏、记忆减退、胸闷气短等不适。服用安定类药物可改善，但又担心产生药物依赖性，不敢长期服用。

由于老人家身在外地，我也没法给她诊脉看病，但她这个早醒有显著的固定时间规律，都是在3点多醒来，倒是可以考虑按照"子午流注理论"来进行治疗。在中医的子午流注理论中，凌晨3点多是肺经当旺之时，每天均于此时醒来，可认为是肺经气血失调所致，应该调肺经。

怎么调肺经呢？我建议她自行在肺经刮痧。具体操作是用一块刮痧板，或者一个一元钱硬币（消过毒的），蘸取少量清凉油或温热水，先从大拇指根部的肌肉厚块中央找到鱼际穴，从这里开始，沿着手臂内侧、桡侧的肺经走向刮痧，以刮出局部有痧点为佳，手臂的肺经刮完后，再在锁骨下，沿着锁骨刮痧，因为此处亦是肺经所过区域。刮痧一次后，待三至五天痧点消失后，方可再行第二次刮痧。我告诉老人家，如果反应灵敏的话，一次就可能见效。反应慢者，刮上三五次应该也总会有反应了。

约两周后老人家再次打电话来，说第一次刮痧后当晚果然就有改善，睡到凌晨5点多才醒来。目前她已进行了两次刮痧，近期都是凌晨5点多醒来，睡眠时间长了，整个人觉得舒服多了，但她还想再睡得久些，觉得5点多醒来还是有些早了，问我有什么继续改善的办法。我告诉她，从子午流注理论看，5点多是大肠经当旺之时，既然她上次刮痧反应不错，这次可以再刮一下大肠经，具体是从食指开始，沿着大肠经走向，在手臂的外侧、桡侧处刮痧，要求跟上次一样。

一个多月后，又接到老太太的电话，这次她是来表示感谢的，说刮过两次大肠经后，睡到差不多7点钟才醒，每天睡眠充足，整个人神清气爽。

子午流注理论源于《黄帝内经》"天人合一"和"脏气法时"的思想，《灵枢·卫气行》篇有"岁有十二月，日有十二辰，子午为经，卯酉为纬"之说。子午流注学说认为，经络气血运行各有其盛衰，以一天十二时辰流注十二经，即寅时（凌晨3～5点）从肺经开始，依次流注大肠经、胃经、脾经、心经、小肠经、膀胱经、肾经、心包经、三焦经、胆经而终于丑时（凌晨1～3点）肝经。

对于老太太来说，她长期在凌晨3点多醒来，由于3～5点是肺经流注之时，所以治疗时以调整肺经为原则，后来又一直在5点多醒来，由于5～7点为大肠经流注之时，所以调整大肠经后，也有明显疗效。我也曾看过不少凌晨一两点醒来的患者，由于1～3点是肝经流注之时，于是给予调肝经治疗，也取得了理想的效果。

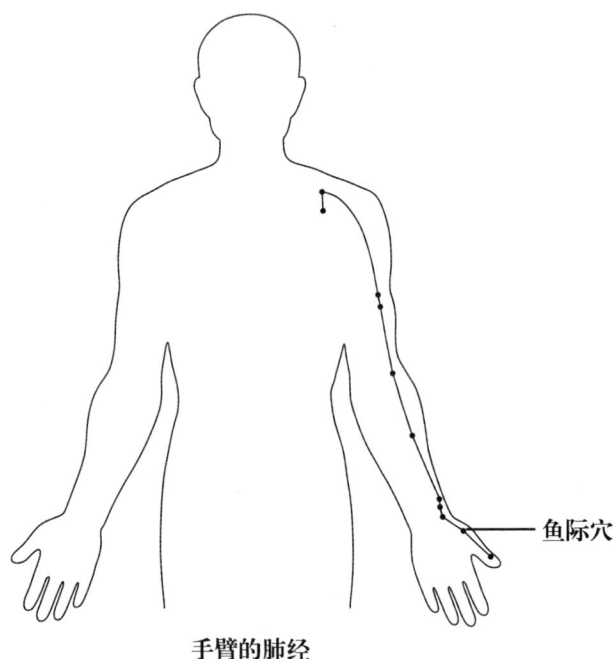

鱼际穴

手臂的肺经

凌晨3点肺经正旺，治疗失眠早醒，就要刮肺经

子午流注理论虽然有着数千年的历史，但与现代的时间医学却有着相同的理念，一些研究发现它的理论确实有可取之处。如有研究发现，人的尿量往往在酉时（下午5～7点）达到最高，这时候正是肾经当旺之时。经过统计，按死

亡病种心、肝、脾、肺、肾划分，在相应脏腑经气旺的时辰，患者因脏腑疾病死亡的概率要远远低于其他时辰，比如11～13点是心经当旺，这个时间段因心脏病而死亡的人数就明显少于其他时段。这些现代研究从一定程度上证明了子午流注理论的科学性。

不过客观地说，子午流注理论至今在学术界还存在着很大的争议，但我在临床实践中发现，起码在失眠早醒方面，这个理论是可以尝试使用的，运用时往往会有其他方法达不到的效果。

19

三叉神经痛太愁人，疏通经络缓解快

> **症状**：面部、口腔或下颌某一点开始，反复发作的电击样、刀割样和
> 撕裂样剧痛。
>
> **偏方**：将白芷、细辛、辛夷花、鸡血藤，按照2：2：1：2的比例，洗
> 净、晒干、粉碎、除去残渣和纤维状物后，再混合一份冰片，
> 磨成细粉，置于密封玻璃瓶中，放冰箱冷藏室中保存。使用时
> 用棉签蘸少量此药物，置入患者患侧鼻孔内轻轻吸入即可。每
> 日1～2次，5天为一个疗程。

老张是我一个亲戚的邻居，今年72岁。我过年走亲戚时也会去他家坐坐，跟他下下棋，喝喝茶，两人关系也算不错。

可我去年见到他时，发现他没精打采的，眉眼低垂，好像没睡够一样，哈欠连天。我见状问他怎么回事。他告诉我，他是因为三叉神经痛，在服用西药卡马西平，整天想睡，觉得很累，没有精神。

后来我了解到，老张的三叉神经痛已经三年了，为了这个，他可没少吃

苦头。刚开始的时候，他试过局部封闭，针灸，针眼扎了不少，却没有什么效果。又服过几个月的中药，但一停药又复发了。而且这半年病情越发严重，说话、刷牙，甚至是吃饭都可能引起像刀子割一样的疼痛。后来就去看了西医，开始服用卡马西平，方才缓解了疼痛的发作。

看着老张痛苦低迷的样子，我很能理解他的痛苦。要知道三叉神经痛有个外号叫"天下第一痛"，发作时会在三叉神经感觉支配范围内（如眉弓上方、眼眶下方、颧部、上唇、下唇等处）突然发生电击般、刀割般、撕裂般或针刺似的剧烈疼痛，持续数秒或数分钟，此病会经常反复发作，且好发于中老年人身上，多数患者仅发生在面部一侧，也有双侧同时发生。

我告诉老张，他这样长期吃卡马西平也只是权宜之计，不如考虑用一个偏方试试：将白芷、细辛、辛夷花、鸡血藤，按照2∶2∶1∶2的比例，洗净、晒干、粉碎，除去残渣和纤维状物后，再混合一份冰片，磨成细粉，置于密封玻璃瓶中，放冰箱冷藏室中保存。使用时用棉签蘸少量此药物，置入患者患侧鼻孔内轻轻吸入即可。每日1～2次，5天为一个疗程。

老张因为患病，平时也看些医书，加上犯病之初也吃过中药，没见效果。因此他半信半疑地看着我。

我告诉他三叉神经痛在数百年前已被发现，但至今对其发病机制仍缺乏足够认识，目前治疗三叉神经痛临床常用方法主要有手术、伽马刀、射频术、封闭、激光、口服西药等。这些方法多通过抑制神经、阻滞神经、破坏神经，致使三叉神经失去正常的生理功能，达到治疗效果。部分患者虽然通过手术可以达到彻底治愈的效果，但手术一般是破坏三叉神经，使之丧失感觉功能，一方面费用较高，另一方面也可能会导致其他神经组织损伤的副作用，况且即便是手术也不敢保证肯定有效，所以大部分患者不敢接受。

目前临床最常用的方法是口服西药卡马西平，控制效果较好，但一停药即会迅速复发。且由于该药本质上是一种神经功能抑制药，通过抑制神经的兴奋性，除用于治疗三叉神经痛之外，还往往用于治疗癫痫病，因此长期服用对大脑神经亦有抑制作用，故会产生老张这样的嗜睡、疲倦、没精神的副作用。

这个方子是前几年开学术会议时我从一位山西同行处学来的。据该同行所云，此方为当地一位民间中医之家传秘方，他学会后在临床上已试用过几百例，有效率在八成左右。我虽然看的三叉神经痛患者不算太多，但用过后发现也有六七成的有效率，所以推荐给老张试试。这个方子的原理是这样的：那位民间老中医认为，三叉神经痛本质上是经脉阻滞，络脉不通，不通则痛，为"瘀"为"阻"。根据通则不痛的中医理论，针对瘀阻的病理，就应该以活血化瘀，通经活络为治疗原则。简单来说，就是要"通"。方中辛夷花性温，味辛微苦，具有祛风通窍的作用；白芷性温，味辛微苦，具有祛风、通窍、止痛的作用；鸡血藤味苦涩微甘，具有活血化瘀之效；冰片性微寒，味辛苦，具有通诸窍、散郁火、消肿止痛的作用；细辛味苦辛，具有祛风、散寒、止痛之效。诸药合用，整方诸药均有"通"之特性，且细研成粉，经鼻吸入，药力能够快速直接地进入面部经脉，迅速疏通三叉神经疼痛区域的瘀阻，从而达到疗效。相比之下，西药卡马西平虽然控制疼痛发作的效果不错，但原理上是抑制、阻滞神经传导，可以说是"堵"的思维，这样就很难去根。相反，这个方子以"通"为原则，就像古代大禹治水采用宜通不宜堵的方案一样，反倒有可能起到去根之效。

老张听我这样解释，有点信服，又问我用这个偏方的时候，还吃不吃卡马西平。我告诉他可以先停用一下，无效的话再吃就行了。老张于是很快就准备好了药粉，并按照我的建议停服了卡马西平。没过两天，三叉神经痛发作了，他立刻把药粉吸入鼻孔，不到半分钟，疼痛迅速消失，当天也没有再发作。他有了信心，接着连用5天，居然后面整整一个月都没有发作。第二个月又发病，他连忙再次连用5天，接下来一年，三叉神经痛都没有再发作了。第二年的春节，他还专门来看望我，对我表示感谢呢。

20

糖尿病胃轻瘫，试试古方四磨汤

症状： 老糖友出现早饱感，餐后饱足腹胀，或者恶心呕吐等胃轻瘫症状。

偏方： 乌药10克，槟榔10克，沉香5克（后下），党参10克。每日一剂，水煎，分两次早晚温服。两周为一疗程。或采用市面所售的四磨汤口服液，按药物说明书服用。

赵叔是我们小区业主委员会的成员，虽然还有几年就退休了，但他工作很热心，经常在小区里到处忙碌，和大家也很熟。前几天因为新一届业委会选举的事，他上门来家访，聊完正事，他请我顺便帮他看看病。

原来赵叔有多年的糖尿病，一直在服用降糖药，由于之前血糖控制得比较理想，他很久都没有再去做检测复查。几个月前，他吃饭开始出现问题。本来他为了控制血糖，吃得就不多，但最近吃完饭后肚子就会饱胀得难受，胃脘部觉得挺不舒服，好像有一团气堵在那里，要过一两个小时才能消失。他去医院看病，医生给他做了一番检查，最后告诉赵叔他的血糖用之前的药控制得不理想，血糖偏高，结果引起了"糖尿病胃轻瘫"，医生给他调整了降糖药，并开了些吗丁啉治他的胃胀。赵叔用了两个星期的药，再去检测血糖正常了，胃胀也基本消失，他以为胃胀算是治好，于是停了吗丁啉，结果不到一周，又开始犯了。今天他正好来做家访，就想请我给他开条中药方子来试试。另外也想请教一下，糖尿病怎么就会引起胃瘫了？以后还会不会引起脑瘫、肢体瘫呢？

我笑着告诉赵叔，糖尿病胃轻瘫其实只是个形象的说法，听起来有点吓人，其实它有另外一个名称，叫作糖尿病胃麻痹，是糖尿病常见的消化道慢性并发症，是继发于糖尿病的以胃自主神经功能紊乱而引起的胃动力低下为特点的疾病，临床常表现为腹胀，餐后上腹部饱胀、恶心、呕吐等。其原理一般认为是高血糖导致全胃活动尤其是远端胃活动减弱，或自主神经功能紊乱和胃肠道激素分泌异常所致，但具体致病机制还不是太明确。西医一般采用如吗丁啉之类的促胃动力药。但由于此病牵涉到胃肠道激素、自主神经功能紊乱等多方面机制，所以可能单用促胃动力药效果也不甚理想，而中药治疗本病，一般认为可能从多方面机制综合调整，效果往往更为理想。比如有个古方叫"四磨汤"就经常在临床上应用。此方组成很简单，只有四味药：乌药10克，槟榔10克，沉香5克（后下），党参10克。每日一剂，水煎分两次早晚温服，两周为一疗程。而且现在市面上还有制成成品的四磨汤口服液出售，服用更为方便。

糖尿病胃轻瘫属中医"胃缓"范畴，病因为消渴病（糖尿病）日久，三焦受损，气机失调，脾胃运化失常致中虚气滞、通降无力而致。四磨汤出自《济生方》，是理气消胀的传统名方。方中的木香能行气止痛，健胃消食；枳壳能理气宽中，行滞消胀；乌药能顺气畅中，散寒止痛；槟榔能导滞利水。四药合用共奏和胃降逆，理气行滞之功，恰合本病病机。

现代药理研究也发现：木香等理气药具有明显的促进胃排空、兴奋胃肠平滑肌、增强胃肠动力的作用。枳壳可增强小肠平滑肌紧张度及收缩功能，抑制肠道非生理性收缩。乌药对胃肠平滑肌有兴奋与抑制的双重良性调节作用，并可增强消化腺的分泌。槟榔亦可升高胃肠平滑肌的张力，增强胃蠕动，亦可促进消化腺分泌功能而增加食欲。

赵叔听完我说的，很是高兴，第二天就去药店买了药回来服用。一个月后业委会选举，我去投票时见到他，赵叔告诉我他按照我说的服了两个星期的药，现在胃胀、嗳气的情况已经没有再出现了。

21

自制固齿神方，牙齿松动再不担心

症状：中老年人牙齿松动。

偏方：食盐5克、石膏5克、补骨脂4克、去籽花椒1.5克、白芷1.5克、薄荷1.5克、旱莲草2.5克、防风2.5克、细辛1.5克。以上药一起研成细末，用密封瓶子装好，早上洗脸后用牙刷蘸取适量，用来擦牙，擦3~5次后，频繁漱口，一个月为一疗程，连用1~3个疗程。

王大爷是我门诊的老病号，一天我快下班时他来找我，我问他为什么这么晚才来，他告诉我刚才去看了牙科，才看完就赶过来了。原来王大爷十年前牙齿就开始不好，被诊断为慢性牙周炎，现在他有一大半牙已摇摇晃晃，像快掉了一样。刚才去看了牙科，医生告诉他可能得拔掉装假牙。王大爷心痛那一口陪伴他几十年的牙，表示回家考虑考虑，婉拒了医生的建议。

中老年人的牙齿松动，从现代医学角度来讲，与慢性牙周炎有很大的关系。慢性牙周炎是一种慢性感染性疾病，患病率高且对口腔危害大。由于牙周支持组织尤其是牙槽骨吸收后再生能力差，一旦发生病变，就很难使其再生，最终导致牙齿松动甚至脱落。

中医称慢性牙周炎为牙宣，对其论述颇多。隋代巢元方《诸病源候论》对牙宣论述较详，并专列"齿动摇候"，明确记载："手阳明之支脉入于齿，足阳明之脉又遍于齿，齿为骨之所终，髓之所养……故令摇动。"论述了牙宣的病机基础。明代《医方考》强调牙宣与肾虚的关系，指出"肾主骨，骨虚则髓弱，髓弱则骨枯，骨枯则不能固齿故令齿长而动"。清代《血症论》也说："齿虽属肾，而满口之中皆属于胃……牙床尤为胃经脉所绕，故凡龈血（牙龈出血），皆是胃火上炎"，认为胃火上炎是导致牙宣的主要原因。总之，古代医家认为，肾虚及胃火是牙周炎、牙齿松动的重要原因。

了解了王大爷的情况，我告诉他，从现代医学的角度看，牙周炎传统治疗多采用口服抗生素，由于口服抗生素副作用较大且不能长期使用，之后便出现了局部使用抗生素的缓释剂，但这种剂型往往需要医生来为患者实施，需要患者反复前往医院。

王大爷听了，显然不太乐意，问我有没有什么好偏方给他回家治疗。于是我告诉他有个方子可以试一试，每天用一次，坚持三个月，也许会使他的牙重新变牢固，免去装假牙之苦。具体方法：食盐5克、石膏5克、补骨脂4克、去籽花椒1.5克、白芷1.5克、薄荷1.5克、旱莲草2.5克、防风2.5克、细辛1.5克。以上药一起研成细末，用密封瓶子装好，早上洗脸后用牙刷蘸取适量，用来擦牙，擦3~5次后，频繁漱口，一个月为一疗程，连用1~3个疗程。

本方出自清代名医陈修园所著《陈修园医书》中，名为"固齿神方"。方中的盐原义记载为青盐，但现代青盐已比较难找，可用食盐来替代。盐味咸，属肾，有补肾之效；补骨脂、旱莲草亦为补肾之品；而石膏、花椒、白芷、薄荷、防风、细辛均有不同程度的清胃热、泻火清热的功效。正好能针对中老年人牙齿松动的肾虚、胃火两个原因进行治疗。

从现代药理学来看，此方中的盐、花椒、细辛、薄荷、白芷、补骨脂能促进细胞生长，防风、旱莲草具有消炎、止痛之效。总之，这个方子通过多种药物的配伍，能够起到抗菌、消炎、促进细胞组织再生的协同作用，这显然比西药单纯抗菌的效果更佳，而且这个固齿方可通过刷牙的方法由患者自行长期实施。患者不仅能很好地实施，又能避免经常来医院的不便。

王大爷如获至宝，回家用了三个月，果然牙齿变坚固，不再松动了。后来他坚持每周刷上几次，现在五六年过去了，王大爷已经过80岁，仍然是满口白牙，一直未受牙病之苦。

第四章

止咳平喘老偏方，不咳不喘，身体倍儿棒！

坚决拒绝痰多、咳嗽、气喘吁吁、让人生厌的日子！

得了咳嗽、气喘这种病，确实是挺让人讨厌的，不但让自己不舒服，也影响身边的人。想想，家人都在睡觉，您却一个劲儿地咳咳咳让他们都无法休息；一家人吃饭，您却咳得唾沫飞溅，让家人吃不好饭；一家人散步，还没走几步您却气喘如牛……

本章精选了治这病的好多偏方，愿能帮您止咳平喘，还您一个倍儿棒的身体！

22

慢性咽炎困扰你？吃海带治好它！

症状： 慢性咽炎，咽喉堵痰。

偏方： 取海带干250克，用水浸泡直到全部涨开，然后用刀切成细丝，放到沸水里烫熟，滤干水放入容器中，加入约100克白糖搅匀腌制，2～3天后可食用。每天吃一小碟，约20～30克，一般服用两周为一疗程。

很多人都喜欢吃辣，我一个同学的母亲很爱吃辣，尤其很爱吃煎炸香脆的食物和川菜，这样的习惯有几十年了。但近几年来，她开始有咽部的症状，感觉到咽部好像有一块痰堵住，用力咳又咳不出，有时候可以咳出些白色黏痰，就会舒服些，但不久又会难受，时不时还有反胃、干呕的不适。到医院检查，诊断为慢性咽炎。

医生叫她别再吃煎炸、辣的食物，她很听话，改了饮食习惯，并开始服用各种慢性咽炎的药物，也试过中医，每个星期煲好几次中药，但效果一直都不明显。后来她听说我经常看些疑难病，就来到我的门诊求医。考虑到患者用过各种各样的方子，于是我让她试一个她肯定没用过的方法：吃海带干。具体方法：海带干250克，用水浸泡直到全部涨开，然后用刀切成细丝，放到沸水里烫熟，滤干水放入容器中，加入约100克白糖搅匀腌制，2～3天后可食用。每天吃一小碟，约20～30克，一般服用两周为一疗程。

她有点怀疑地问，这么简单的食材真能治疗慢性咽炎吗？我笑着说并没有忽悠她。海带是一种美味的食物，也是一种中药，中药名叫作昆布，具有软坚散结、消痰利水的功效。像她这种症状，从中医看来可以认为是痰饮滞留于咽部，使用昆布显然是有针对性的。

慢性咽炎虽然常见，但其病因非常复杂，是外界各种理化因素、生物因素反复损害咽喉黏膜而造成的，例如像病毒感染。咽炎患者咽部病毒的检出率为27%。这些病毒主要为人类疱疹病毒（EB病毒）和腺病毒。而像吃煎炸、辛辣食物，过度讲话发声，这些也都可视为外界因素的损害。但值得注意的是，即使这些外界损害因素消失后，慢性咽炎仍然不能好转，其原因可能与机体的内部免疫功能紊乱、免疫反应过度敏感有关。有研究发现，慢性咽炎患者变应原检测有阳性率高达50%～60%，这提示过敏反应因素在慢性咽炎发病中具有重要作用。

从现代药理学分析，海带对慢性咽炎的外因、内因均有一定程度的干预作用。海带具有抗菌、抗病毒的功效，对多种细菌及病毒均有抑制甚至杀灭作用，这可能是由其内含的碘成分所致，比如药理试验研究就发现，海带对于疱疹病毒、腺病毒有抑制病毒DNA复制的作用。

同时，海带还有影响人体免疫器官、调节人体免疫功能异常，以及消炎之效。比如临床上静脉输液患者往往会在输液位置出现肿胀、疼痛不适，这时候有一个办法就是用海带湿敷局部，能够起到迅速消肿、止痛之效。

同学的母亲听明白了，回去后服用两周后复诊，说服用五天左右，咽部症状开始减轻，现在咽部痰阻感很轻微，基本没有异常不适感。我嘱咐她以后少吃辛辣食物，清淡饮食，多喝水，多吃海带，至今她的慢性咽炎都没有再复发。

23

巧喝粥治好气喘

症状：老慢支、哮喘引起的反复气喘发作。

偏方：干蛤蚧1只、大米100克、生姜数片、大枣数枚，可另加适当调味料，蛤蚧洗净用清水浸泡10分钟后，放入锅内，水煎后，再加其余物料煮粥服食。

五年前，陈大伯开始出现反复气喘，每行走约20分钟即出现气喘气促，需要坐下来休息，多次住院，排除心脏病，诊断为慢支肺气肿及合并哮喘。中药西药都吃了很长时间，但病情仍渐渐加重，近几个月发展至行走数百米即开始气喘，休息后缓解，但距他一米开外仍可听到有粗重的气喘音。

此外，陈大伯的病还有一特点，就是一忍尿就会气喘，排尿后就能缓解。有一次他坐儿子的车出门，路上想小便，却没有找到公共厕所，只好憋尿，结果在憋尿时出现明显气喘，儿子只好马上停车，让他下车在路边小解，这样才症状消失。从此以后，陈大伯再也不敢坐车出远门了。

后来，陈大伯的儿子带他来我这里就诊，我最初给他用中药、针灸等方法，效果都不是很理想。后来，我建议他用一个食补的偏方，就是吃蛤蚧粥。具体方法：取干蛤蚧一只（中药店中可买到）洗净，用清水浸泡10分钟，放锅内水煎，然后加入大米100克、生姜数片、大枣数枚和适当调味料。蛤蚧气味较腥，如果煮粥，加入生姜、大枣有助于去味。

蛤蚧除了煮粥的做法外，还有另一种吃法：将干蛤蚧研磨成细末，每次用2克，加入蜂蜜，配温开水冲服，每日1～2次。与蛤蚧粥相比，用粉末冲服配上蜂蜜，操作更为简单，更易被接受。一般一个月为一疗程，可服用一至三个月。

虚性气喘，简称为虚喘，从中医理论看来，虚喘与肺、肾两脏密切相关。比如这位患者，长期气喘，耗伤肺气，肺气必虚；而老年人本身肾气亏虚，肾主纳气，肾虚则不能纳气，气机上逆，就会气喘发作。这个患者还有憋尿时会诱发气喘的特点，要知道尿与肾是紧密相关，这一点更证明了患者的肾虚证候。

对现代人来说，蛤蚧可能有些陌生。其实这是一种很常见也很传统的中药，蛤蚧是一种壁虎科动物，药用部位是去内脏的全体，此品主要产自广西、云南、贵州等地，味咸、性平，归肺、肾经，具有补肺益肾、纳气定喘、助阳益精的功效。将蛤蚧用于治疗虚喘，正好能够起到补肺、肾，治虚喘之效。长期的临床实践发现，对于病程很久的虚性气喘，蛤蚧粥和蛤蚧粉往往有意想不到的效果。

现代药理研究亦揭示了蛤蚧治喘的部分原理，证实其能够调节体内细胞因子，比如有一种血小板活化因子（PAF）是哮喘的重要介质，这种因子在体内升高时，即会引发剧烈的气喘，而蛤蚧恰能抑制、降低血小板活化因子水平，从而达到抑制哮喘反应的效果。

陈大伯服用了一个多月后，再来复诊时说这个方法还挺有效，气喘已明显好转，静坐时气喘音很小，行走了一公里路程才有气喘症状。我叫他继续服用，再服用一个月，走路时基本不会有症状，憋尿时诱发气喘的症状也完全消失了。

有一点要注意，处理蛤蚧时要保留尾部，古代的医家就在文献中强调，"力在尾，尾不全者无效"（《海药本草》）。现代药理研究对蛤蚧身体和蛤蚧尾的化学成分分别做了研究，证实蛤蚧尾中锌、铁含量高于蛤蚧体，尤其是锌含量高出42倍；同时还证实，蛤蚧尾中8种必需氨基酸的含量高于蛤蚧体。这说明蛤蚧含有的化学成分较集中于尾部，也说明了古人的洞见是有一定的科学依据的。

24

久咳不止，请喝鸭肫山药粥

症状：久咳。

偏方：鸭肫1个、山药30克、薏米30克、大米50克，将鸭肫洗净、切片，再将诸料一起放入锅内，加水煮粥食用。每日一次，两周为一个疗程。

一般人感冒常会咳嗽，往往一个星期左右就能好，但有些患者不是这样。黄阿姨几个月前因受凉感冒了，出现了头痛、咳嗽、鼻塞、流涕等症状，服了感冒药、化痰药后症状缓解，但仍然咳嗽。又服用多种抗生素，可咳嗽仍没消失。后来，她听有位朋友说我治好过一些疑难肺病，于是就专门坐了两个小时的车来我门诊看病。

初见黄阿姨时，她的样子很憔悴，还不停地轻声咳嗽。她说已经咳了几个月了，痰多质稀，每当遇到冷空气或刺激性气味后就会加重，喉咙很痒，双腿肌肉酸软无力，食欲也不佳，吃完后总会腹胀，睡眠还可以，每天大便三四次，却不成形，小便倒是正常。

黄阿姨说已长期服用多种中西医药物，不想再服用药物，希望我给她用些食疗方法，因此我向她推荐了一个方子：取鸭肫1个、山药30克、薏米30克、大米50克，将鸭肫洗净、切片，再将诸料一起放入锅内，加水煮粥食用。每日一次，两周为一个疗程。

黄阿姨服用了上述方子，两周后复诊说咳嗽已经明显减少了，几乎无痰，喉咙也不太痒了，慢慢开始有点儿胃口，食后也不再出现腹胀不适，大便每天一次，成形，明显好转。她继续服用一周后，基本痊愈。

从中医看来，黄阿姨的症状属于肺脾两虚的证型。患者刚开始感染外邪时，肺气与外邪相争，但始终未能把外邪完全清除出去，结果正气与外邪，哪个也不能占上风，打起了"持久战"。久而久之，患者的肺气亏损自然不必说，脾的气也同样受到损伤，这从患者食欲欠佳、食后腹胀、每天大便三四次且不成形这几个症状就可以看出。至于双腿肌肉酸软，同样也是脾虚的特征，因为脾主肌肉，脾虚则肌肉失去濡养，自然酸软无力。

对于这样的患者，培土生金，就是一个理想的临床思路。从中医五行理论来看，脾胃属土，肺属金，土为母，金为子，母荣则子荣，因此，补脾气，则能生肺气。脾主管运化，肺主管呼吸，脾传输饮食水谷的精气，向上输送到肺，与肺吸入的气结合，变化而成宗气，所以有"肺为主气之枢，脾为生气之源"的说法，两者相辅相成，彼此影响，这就是脾助肺益气的作用。脾气健旺，则肺气充足；脾脏生血，阴血充盈，则可濡养滋润肺阴，达到肺之阴阳平衡。另一方面，脾运化水湿的功能又需借助肺气的宣发与肃降。《素问·经脉别论》记载："饮入于胃，游溢精气，上输于脾，脾气散精，上归于肺"，意思是说人体的水液，由脾气上输到肺，通过肺的宣发肃降作用而布散周身及下输到肾或膀胱。

培土生金法在中医治疗慢性咳嗽中具有理想的效果。早在汉代，医圣张仲景的黄芪建中汤治疗肺虚损不足，可谓甘温培土生金法的开端。"金元四大家"之一的李东垣认为"脾胃一虚，肺气先绝"，创健脾益气之法充实了"培土生金"的内容。明代医学家李士材也说："脾有生肺之能……土旺而生金，勿拘于保肺。"

鸭肫山药粥其实主要是补脾之品，用来治疗咳嗽，是取"培土生金"之义。鸭肫，即鸭胃，它与中医的"鸡内金"一样，都是补益脾胃之佳品，但从食疗上来说，一般取鸭肫口味更佳。山药是补脾益气之佳品，据史料记载，早在公元前734年，地方诸侯就把它当作贡品，进献周王室。现代药理研究发现，山药对于人体的免疫系统功能增强有肯定作用，这也证明了它"补正气"的效果。至于薏米，同样也曾是贡品，据记载，乾隆皇帝很爱吃薏米做的八仙糕。薏米归脾、胃、肺经，具有利水渗湿、健脾补益之效。现代药理研究更发现，它具有一定的抗病毒作用，在皮肤科经常会使用薏米治疗扁平疣、传染性软疣和寻常疣等病毒性皮肤病。显然，对于慢性咳嗽来说，薏米这个抗外邪的作用，也是非常有益的。

25

甩腿扭膝，甩掉老慢支

症状： 老慢支。

偏方： ①一手扶住支撑物，挺直身，先向前甩动小腿，使脚尖向前上翘起，然后向后甩，脚尖向后，脚面绷直，腿亦伸直。两条腿轮流甩动20～30次。

②扭膝时两足平行靠拢，双膝并拢，屈膝微向下蹲，双手放在膝盖上，顺时针扭动数十次，然后再逆时针扭动。反复三遍，扭完双膝后随意地活动活动肢体，以做放松运动。

有句俗语"甩腿扭膝，八十不老"，说的就是人们如果好好保护下肢，80岁也不会老。中医认为，常甩腿扭膝，可促进下肢血液循环，舒通经络，调整机体功能，延缓衰老。除此之外，常甩腿扭膝，还有一个意想不到的功效。

每逢周末，我都会带小孩到小区的广场玩。在广场上，我注意到经常有位老人，静静地坐着，看着孩子和其他老人玩耍，觉得挺奇怪。后来我跟他熟悉了，也渐渐了解了他的情况。老人家姓张，70多岁了，有老慢支，走一会儿就气喘，所以没法参与其他老人的活动。他的病还经常加重，天气一冷，就会感冒、气喘、咳嗽、咯痰，要去小区的诊所打吊瓶。

得知了张大爷的情况，我建议他不要一直这样做，要想他的老慢支向好的方向发展，就得进行适度的体育运动。张大爷说他也明白，很多医生也告诉过他这个道理，但他走一会儿就要气喘，更别提像什么跑步、游泳等剧烈运动了。我告诉他有个办法很适合，原地就能实施，就是常做甩腿扭膝的动作。具体动作：甩腿时先一手扶树或墙或其他稳定的支撑物，挺直身，先向前甩动小腿，使脚尖向前上翘起，然后向后甩，脚尖向后，脚面绷直，腿亦伸直。两条腿轮流甩动20～30次。另外，扭膝时两足平行靠拢，双膝并拢，屈膝微向下蹲，双手放在膝盖上，顺时针扭动数十次，然后再逆时针扭动。反复三遍，扭完双膝后再稍事随意地活动活动肢体，以做放松运动。

我又嘱咐他，甩腿扭膝动作可反复进行，每天运动一次，每次运动约半小时，具体时间根据自身体质状况进行灵活调节，以运动时和运动后无明显疲劳不适感为宜。

张大爷刚听这个方法有点儿半信半疑，但知道我是医生，他也愿意试试。此后，张大爷每天坚持这个方法，一开始刚做上几分钟，就要停下来喘气。坚持一个月后，他渐渐能够锻炼半个小时了。张大爷自己感觉气喘的症状改善很多，可以走上十几分钟也不会气喘。他继续坚持了两个多月，一个周末我再带孩子去广场，惊奇地发现他竟然和一帮老人一起在笑容满面地打太极呢。

后来，张大爷还是忍不住好奇地问我，为什么甩腿扭膝这个方法对老慢支管用呢，我一时半会儿也说不清。这些专业的医学术语，张大爷未必能听懂。好吧，在此我就简单地说明一下。

现代医学发现，慢性阻塞性肺疾病（COPD）患者除了呼吸道症状外，还有常见的骨骼肌消耗、营养不良等肺外表现。因此除进行常规的药物治疗外，还强调进行全身的运动训练，尤其是涉及多组大肌群的下肢运动训练来优化身体其他系统的功能，将肺功能障碍的影响降到最低，减轻患者的临床症状，提高生活质量，即目前所提倡的"肺康复"。2007年美国胸科医师协会和美国心肺康复协会联合推出的《美国肺康复医学指南》，已经将下肢肌肉运动训练作为COPD患者肺康复的必要内容，推荐等级为1A级。大量临床研究表明，下肢运动训练使COPD患者的步行距离、最大运动负荷、最大摄氧量均显著增加，通气功能和心功能均能明显改善。

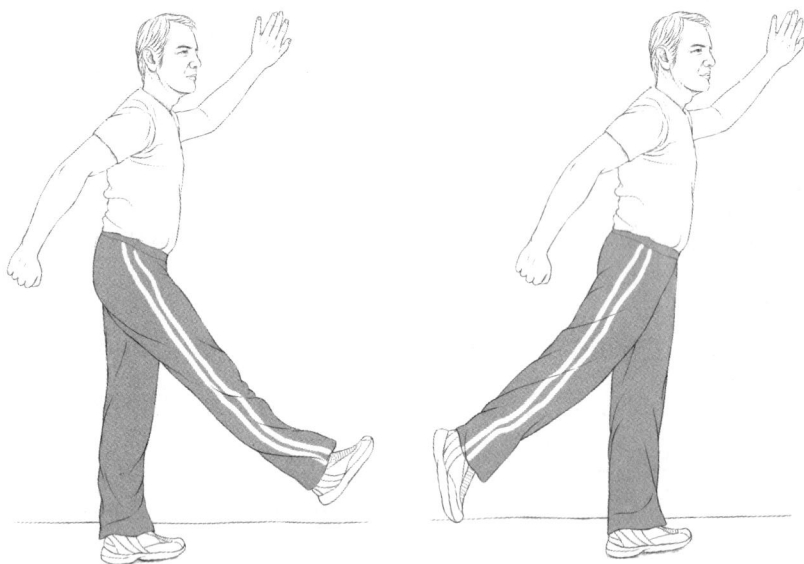

《美国肺康复医学指南》将下肢运动列入肺部疾病康复锻炼的必要内容

现代医学提倡的下肢运动训练可以采取的方式包括步行、爬楼梯、游泳、踩自行车等。不过，对于张大爷这样的老年患者，这些方式显然不太适合，万一摔倒了，那就更得不偿失。相比之下，我们中国传统的甩腿扭膝方法，基本是在原地训练，安全性很高，是最适合于张大爷的下肢训练方法。

那么，下肢运动训练应该坚持多久呢？目前研究认为，即便是每周两次，每次40分钟的训练频率，坚持8周，也能取得一定的效果。

还有一种吹泡泡的呼吸训练方法，对于老慢支、肺气肿患者，建议一并使用，效果更佳。因为在现代医学的肺康复治疗体系中，主要包括呼吸肌训练、运动锻炼等。吹泡泡这个方法，实际上就是呼吸肌训练，而本文介绍的甩腿扭膝，自然就是运动训练了。

26

穴位贴药末，远离呼吸道疾病

症状：呼吸道疾病长期反复发作。

偏方：取白芥子、细辛、甘遂、延胡索按4：4：1：1比例共研细末，备用。取药末10克，以新鲜榨取的生姜汁调和成糊状，用勺子取一小勺糊状药物，放在胶布上，贴在背部的双侧肺俞、脾俞、肾俞穴处，一般贴5～10分钟即感发热，可于一小时后，再将胶布、药物拔除，并将皮肤上的残留药物擦净。如果贴药期间感觉穴位处过于发烫，可提前将胶布及药物拔除，以免皮肤烫伤。

敷贴24小时内避免感受风寒，不吹风扇，要避免出汗。贴敷期间，禁食生冷、辛辣、荤腥食物，宜清淡饮食。

一场秋雨一场寒，秋季气候多变，每年这个时候，都有不少中老年人患上呼吸道疾病。记得去年秋天，一位老伯在女儿的陪同下来找我看病，这位老伯患有多年的呼吸道疾病，鼻炎、咽喉炎、支气管炎、感冒经常发作，平均每个月有一半以上的时间都不舒服。不是鼻炎犯了流鼻涕，就是咳嗽咯痰，要么就是喉咙痛、发热头痛脑热。

我给老伯把脉时，发现他的肺气很弱，具体表现是他的右手"寸"脉处非常虚弱，几乎无法触及脉搏跳动。再问一下他的症状，原来他发病时如果有咳嗽咯痰，一般痰是清稀色白，咳嗽的声音很小，有气无力一样，经常觉得神疲体倦、少气懒言，说话声音也很小，还有些气喘、胸闷，这些都是肺气虚的表现。他女儿介绍说，她老爸其实也挺在意自己的身体，经常煲些黄芪、党参之类的补品来吃，儿女们也很孝顺，什么野山参、冬虫夏草的名贵补药，都买过给他服用，但就是没什么改善。看来老伯对药补、食补都不敏感，于是我建议他采用外治疗法——天灸治疗。

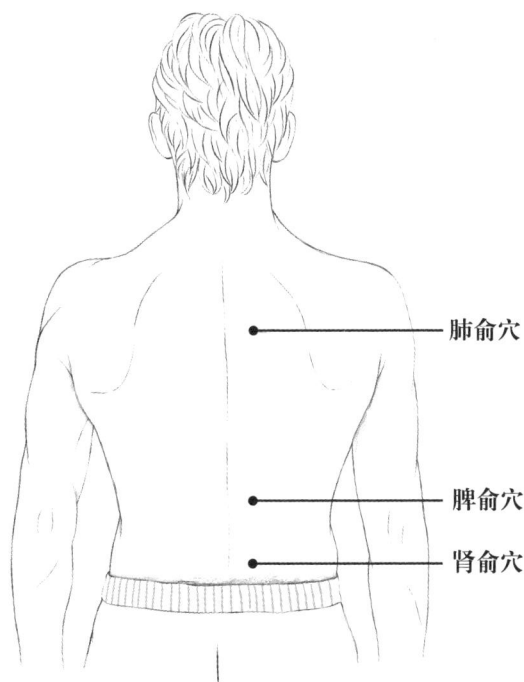

穴位贴药末，就可远离呼吸道疾病

肺俞穴

脾俞穴

肾俞穴

天灸疗法最早文字记载在南北朝，它不用火，不用艾，是用中草药研成粉末贴于穴位上，而达到灸治效果的一种方法。天灸疗法又名自灸、冷灸，也称"药物发疱"或"敷贴发疱"。明朝李时珍《本草纲目》和清初张璐《张氏医通》均较为系统地介绍用天灸疗法治疗哮喘等呼吸道疾病。长期反复患呼吸道疾病的患者，由于久病所伤，肺气一般很虚弱，如果会诊脉的话，一摸脉就能发现。肺气虚弱一般使用药补、食补就有效，但临床上也往往见到对药补、食补均反应不敏感的，这时候就可以用天灸疗法。

　　那么具体要怎么治疗呢？很简单，在几个重要穴位贴上药末就行了。首先，将白芥子、细辛、甘遂、延胡索按4∶4∶1∶1比例共研细末，备用。然后取药末10克，以新鲜榨取的生姜汁调和成糊状，用勺子取一小勺糊状药物（体积约1立方厘米即可），放在胶布上，贴在背部的双侧肺俞（第三胸椎棘突旁开1.5寸）、脾俞（第十一胸椎棘突旁开1.5寸）、肾俞穴（第二腰椎棘突旁开1.5寸）处，一般贴5～10分钟后即可感到穴位处有发热感，这是正常现象，一般可于一小时后，再将胶布、药物拔除，并将皮肤上的残留药物擦净。但如果贴药期间自觉穴位处过于发烫，也可提前将胶布及药物拔除，以免发生皮肤烫伤。以上治疗7～10天一次，一个月为一个疗程，一般进行三个疗程。

　　目前全国各地医院使用的天灸药物处方有多种，本文介绍的处方来自《张氏医通》，也是临床上最广泛使用的处方。《张氏医通》原文中，还记载应该同时加入少量麝香，但麝香价格甚为昂贵，现代一般会去掉麝香，只保留其余四味药。方中白芥子利气豁痰，温中散寒，通络；细辛祛风，散寒，开窍；甘遂泻水积，破积聚；延胡索活血，散瘀，理气；生姜发表，散寒，开痰。诸药合用，共同起到温肺行气的功效。而现代大量药理学研究则显示，天灸治疗能够对免疫系统的活性、功能产生积极的调节作用，从而达到温补肺气之功。

　　老伯听明白了这个方法，回去使用两个月后回来复诊，说近期症状改善明显，人变精神了，鼻炎、感冒发作频率均减少，近期未发作过支气管炎，说话也比以前大声了。我又给他把脉看看，发现他的肺脉已明显改善，摸起来感到有力了，与之前难以触及有很明显区别。我嘱咐他继续使用，数月后他打电话给我说，已经有几个月没有发作过呼吸道疾病了。

其实，传统的天灸，强调是在特定时节，即夏季或冬季进行治疗，一般夏季三伏天时节治疗3～5次，冬季三九天时节治疗3次，以达到冬病夏治、夏病冬治的效果。不过，本文介绍的天灸疗法，与传统的天灸有点不同，不需要强调特定时节，而是强调次数更多，一般应要三个月左右。这是有临床研究数据所支持的，有学者专门将在夏季、冬季进行天灸的患者，与春季、秋季进行天灸的患者进行疗效比较，发现二者并无明显差异。另外，也有研究发现，天灸的疗效与治疗次数有正相关性，即连续治疗次数越多，效果越佳。我自己在临床实践上也发现，能够坚持进行数月天灸治疗的患者，疗效明显要优于只在夏天、冬天治疗几次的患者。

最后值得注意的是，使用上述方法，贴药后皮肤一般会出现局部红晕，也属正常现象，如有瘙痒感难以忍受，可以外涂些皮炎平等消炎软膏以对症处理。如贴药时间过长，会引起局部水疱，这也不必担心，因为传统的天灸治疗本就要求在局部产生水疱，只是现代人对此难以接受，所以一般不要求达到此目标，只以局部皮肤发热、红晕即可。要是有水疱，说明疗效更佳，此时注意不要抓破，待其自行吸收就可以了。只要保护好水疱，不挠破抓破，就不会有皮肤感染的可能。如果水疱引起的疼痛瘙痒症状实在比较难受，外抹烫伤软膏对症处理一下就可以了。

27

咽喉肿痛，掐红少商穴好得早

症状：急性咽喉肿痛。

偏方：①用指甲或手指在双手大拇指的少商穴处反复掐压，令局部出现红晕，甚至瘀斑更佳。

②用一根消毒过的针，先在大拇指少商穴处消下毒，轻微刺一下，再局部反复挤压，挤出数滴血液。（此法建议在医师指导下进行。）

56岁的冯阿姨是一位街道干部，前几天，她来我的门诊看病。原来几天前她的喉咙出现了疼痛、灼热感，吞咽时更为明显，她自己上药店买了感冒药及抗生素服用也没见好转，含服润喉片时可轻松片刻，但不久症状又回来了。

我问她现在感觉怎么样，她说有点轻微发热，呼吸时鼻孔也感到有股燥热之气。我又让她张开口，再用电筒查看，只见咽后壁黏膜充血明显发红，扁桃体也偏大。很显然，这是急性咽喉肿痛的症状。

急性咽喉肿痛是临床常见的病症，一般是由于细菌、病毒感染所致。使用常规的感冒药或者抗生素，一般来说很见效。但对于中老年人来说，情况就可能不一样了，因为中老年人在过往的岁月中，肯定得过多次咽喉疾病，常规的中西感冒药、抗生素等早已反复使用，或多或少会产生耐药性，所以效果可能并不像年轻人那样明显。

我告诉她，有个方法可迅速消除病痛，冯阿姨听了，问我什么方法。于是我就拿出一根消毒过的针，先在她大拇指少商穴处消下毒，轻微刺了一下，再局部反复挤压，挤出数滴血液。冯阿姨立即感到咽部疼痛、灼热症状大为减轻。第二天冯阿姨复诊，说咽部症状已完全消失了。

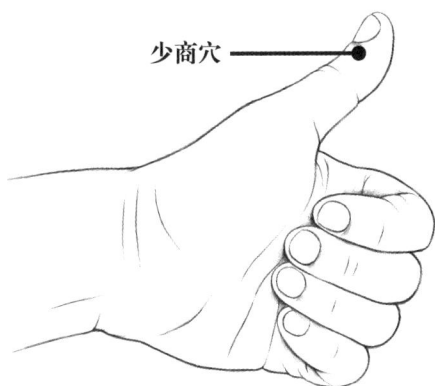

得了急性咽喉炎，可以掐压手指少商穴巧治病

少商穴，又名鬼信穴，为孙思邈十三鬼穴之一，位于大拇指的末节桡侧，距指甲角0.1寸处。少商穴属于太阴肺经，为井穴，为本经脉气始发之处，是治疗咽喉肿痛的要穴。如针灸名著《玉龙歌》曰："乳蛾之症少人医，必用金针疾始除。如若少商出血后，即时安稳免灾危。"这里的"乳蛾"即现代所讲的急性扁桃体炎，会引起明显的咽喉肿痛。从中医理论来看，急性咽喉肿痛主要由

于外感风热之邪，侵犯肺经所致，点刺肺经井穴并令之出血，是通过放血，使风热之邪一并排出，给邪气以出路，从而达到迅速起效的目标。金元时期名医张从正曾说"出血即泄邪，邪出则正安"就是这个意思。

少商穴治疗急性咽喉肿痛这个方法在临床上有着大量的实践经验，一般只要患者确有明确的风热症状，用了这个方法马上就可以见效。该疗法的现代机制现在还不太明确，但也有少量研究发现该疗法能够调节体内前列腺素等引起发炎、疼痛的神经递质浓度，从而达到消炎、止痛的临床疗效。

在少商穴刺络，如果在家中自行使用，用消过毒的缝衣针即可进行。由于该疗法需要刺破皮肤，可能有不少人会因此而产生畏惧，其实，倘若去医院看病，起码需要扎个手指来进行血液化验，既然如此，何不直接先尝试一下针刺少商穴的方法。我的一位儿科同行告诉我，他经常看到有家长抱着发烧的小孩前来看病，往往他会让家长领小孩去抽个血化验一下，再回来处方开药。由于医院人多，往往拿化验结果回来，都是一个小时后的事了。很神奇的是，她碰到过很多次，小孩来看病时还发着烧，等一个多小时后拿着化验单回来，烧竟然已经退下去了。她对此一直很迷惑不解，后来跟我说起这事，我想了一下告诉她，抽血的位置，一般是在肘关节附近，也就是肺经所在的地方抽血，排出了风热之邪气，当然还没吃药就已经退烧了。

当然，也有一个变通的方案：用指甲或手指在少商穴处反复掐、压，令局部出现红晕，甚至瘀斑更佳。这样算是一种变通的办法，只是血是在皮下，没有溢出皮肤而已，效果肯定会比我做的差一些。

第五章

强腰健腿老偏方，
自己舒心，别人放心

腿好腰好，走路神气，生活就方便多了。

不服老不行，随着年龄的增长，四肢方面的问题越来越多。以前没在意，或者从来没遇到过的腰痛、腿抽筋、关节痛、手脚冰凉等病症都表现出来了。这个时候不要着急，明白了症状之后，用本章选的这些老偏方就可以巧妙治愈。

28

膝关节经常疼痛，腿部的问题从手肘治

症状：膝关节疼痛。

偏方：用棉球或棉签蘸满酒精，在患部对侧肘关节的肘横纹区域用一定力量擦拭，一般可擦拭出部分红斑样区域。在此红斑区域处一下一下地用手指向深处按压，每下均要求按压至骨膜面，以使局部有胀痛感为宜，每次按摩5～10分钟，坚持一周。

"腰不酸了，腿不痛了"出自一句很著名的广告语。换个角度来说，也说明了腰酸腿痛的确是困扰很多老人家的大问题。中老年人腰腿疼痛的很多，甚至一部分要进行手术治疗。不过，手术不能保证解决问题，临床上手术后疼痛不减甚至加重的病例也不少见。

有位50多岁的刘阿姨来看我门诊。半年前，她不小心滑了一跤，左膝关节先着地，当时立刻出现了剧烈的疼痛，经过检查后，发现是半月板损伤，立刻进行了手术治疗。但手术过后刘阿姨仍然会感到左膝关节疼痛，行走时疼痛明显，甚至要拄着拐杖才能行走。她去了多家医院骨科看，医生看了她手术前后

的片子，都说手术做得很成功，但为什么术后还有疼痛，这个就不好解释了，应该是手术后的正常反应，让她再等等，再过一段时间疼痛就会消失了。但是她一直疼痛难受，只好自己再想办法寻医问药，一位朋友告诉她可以找我看看，于是她就专门来找我了。

一开始我听刘阿姨说是膝关节疼痛，想这只是个简单的病，在局部治疗一下不就行了吗。但问上几句，了解到刘阿姨的病史，得知她已经在膝关节局部应用过多种膏药外贴、物理治疗、针灸等方法，并服用过多种中西药，但是都没有效果。听到她这样说，我就觉得局部治疗的方法意义已经不大了，得从中医"整体观"的角度出发，换一个思维帮她治疗。

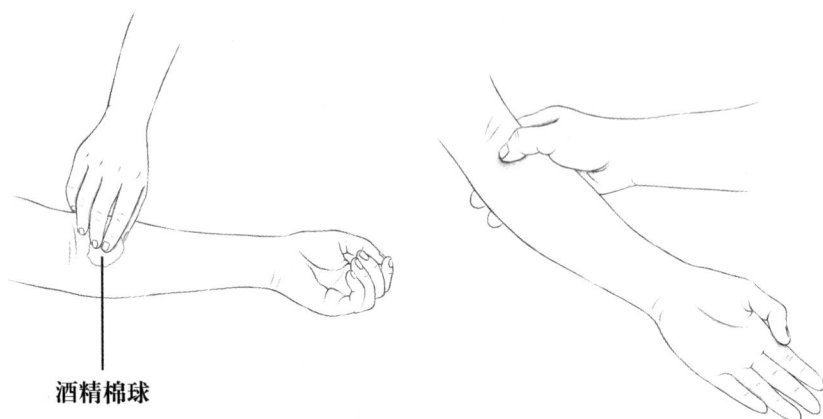

酒精棉球

膝关节疼痛，从手肘上巧治

我先用棉球蘸了些酒精，在刘阿姨的右侧肘关节处的肘横纹区域用力擦拭，过了一会儿，擦出了三处红斑样区域，每处大概2×2厘米大小。这时候我取出针，在每个红斑处各扎一针，针尖抵达骨膜处，以患者产生酸胀感为度，留针20分钟，然后让刘阿姨下地行走。刘阿姨立刻就高兴地说，膝关节轻松多了，还连忙问我，为什么腿部的问题，会在手肘处治疗呢？

我向她解释，这种治疗方法是按照中医学左病右取、下病上取的思维来进行的。在针灸学中，可以归类为"平衡针灸法"，或者"八字治疗法"。中医针灸学有一种"病穴相应"的理论，意思是说身上某处有病，就一定会在其他地方某个穴位或者某个区域反映出来，这种反应点或者反应区域，就可以用来治疗疾病。如何找这种反应点呢？用酒精棉球擦拭，一般可以发现一些区域明显发红，这就是我们拿来治疗的区域了。

刘阿姨听完后，大叹中医确实是精妙。我接着说，这个方法平时也可以自己操作，不一定用针灸。我先用笔帮她标记出红斑区域，并要求其在此红斑区域处一下一下地用手指向深处按压，每下均要求按压至骨膜面，以使局部有胀痛感为宜，每次按摩10分钟，每天至少三次。另外，要注意的是，在疾病好转或变化的过程中，反应区域的位置也可能会发生变化，此时就要根据新的红斑点位置进行治疗，如此才能最终达到理想效果。

因为刘阿姨住得比较远，我让她回家后自己多按摩，一周后再回来复诊。谁知道三天后刘阿姨就跑回来了，说现在行走时膝关节疼痛已减轻了一半以上，所以她希望能多治疗几次，快点把病治好。我又用酒精棉球于肘关节处擦拭检查，发现可显示出两处红斑，但红斑位置已经偏移了一些。我在新的红斑位置进行针刺治疗，完毕后刘阿姨说膝疼又有好转。我就为她标记出新的红斑区域，让她回家继续按摩，并嘱咐其红斑区域是可能会发生变化的，需要隔一两天自行擦拭，以确定是否移动。就这样，刘阿姨隔三岔五过来找我一次。三个星期后，困扰她半年多的膝关节疼痛就已经消失，可以丢掉拐杖，随意行走了。

最后强调一点，像膝关节疼痛这种疾病，一般常用或者首选的治疗思维肯定还是在局部处理，但如果效果不佳，按照中医学左病右取、下病上取这种整体观的思维进行治疗，往往也能起到奇效。总之，临床疾病千变万化，当我们一条路走不通，达不到理想效果时，应该多想想其他路子，换一个思维来处理，往往就能达到目的。

29

腿脚抽筋，白酒加热巧治疗

症状：腿脚抽筋。

偏方：每天临睡前，先用温水泡脚5～10分钟，再擦干，将少量高度
数的白酒加热后，倒一些在手心上，在经常抽筋的部位用力揉
搓几分钟，至局部皮肤发红。如平时有饮酒习惯，可再喝半两
白酒，然后入睡。

现在中老年人一有什么脚软、腿抽筋，就会想到补钙。但这些问题，未必都是缺钙引起的。比如前几天在门诊看的60多岁的陈大娘，一来就问我怎么补钙。聊上一会儿我才明白，原来这位患者睡觉时小腿经常抽筋，老伴买了几瓶补钙产品给她，连吃了一个多月，还是没有解决抽筋这个问题。她想可能外面卖的补钙药质量不好，所以就来医院，希望医生能够推荐些靠谱的补钙药。

我告诉她医院里的补钙药和外面药房卖的差不了多少，都是各大知名药厂生产的，所以要让我给她推荐更好的补钙药可真做不到。不过她吃了几个月补钙药还没有效果，这说明她腿抽筋应该不是缺钙引起的。有一种用阳陵泉、委

中来治疗腿抽筋的方法，针对的就是腿部神经受压、受刺激导致的腿部抽筋病症。但仔细检查后，我发现老大娘在阳陵泉、委中两穴附近并没有明显的压痛点，看来她并不属于这种情况。但我发现她小腿多处皮肤下隐约可见些小小的紫黑色血管，这在中医看来，叫作"瘀络"。再用手摸腿上的皮肤，感觉有些发凉。有了这些发现，我初步判断陈大娘的腿抽筋可能是腿部血液循环欠佳而引起的。

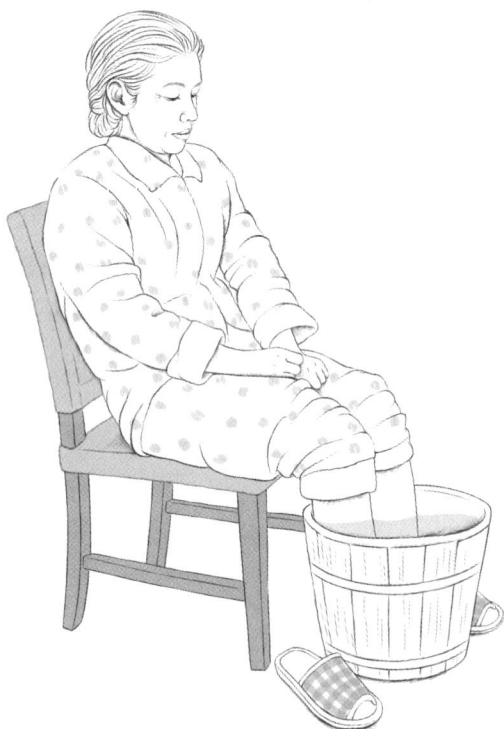

泡脚后用白酒揉搓抽筋部位，帮助血液循环，腿脚不再抽筋

老年人年纪增大，血管开始出现硬化，腿部局部的微循环功能就可能变差。这样白天活动后，小腿部肌肉反复收缩后，产生了大量代谢产物，积聚

在局部无法运走，在晚上就可能会刺激神经，导致小腿肌肉抽筋。这种情况在中医看来，则是因为局部血瘀，血瘀日久容易生风，所以会产生抽筋这种"风"。

分析完病因后，我教了陈大娘一个最简单的方法：每天临睡前，先用温热水泡脚5～10分钟，泡脚的盆要深一些，水要多一些，最好接近膝部。然后擦干水，将高度数的白酒加热后，倒一些在手心，在经常抽筋的部位揉搓几分钟，要有一定的力度，揉搓至局部皮肤发红。最后，喝上一小杯（半两以内）白酒再入睡。

白酒有活血化瘀、改善微循环的功效，在睡前外搓，能够促进局部的血液流动，加速代谢产物的运走、分解。此外，少量饮酒，同样有改善血液循环、活血化瘀之效，这已被现代医学家广泛认可。睡前少量饮酒，还有一定的安神效果，能够降低神经的兴奋性。这样几方面作用加起来，内服外用，自然就能迅速起效了。当然了，如果老人不能饮酒，也可以取消内服的步骤。

几天后大娘复诊，说方法很灵，用了以后当晚就不抽筋了，而且至今也没有发作过。我再摸摸她的小腿皮肤，发现手感也不凉了。这说明陈大娘的病情还不算严重，局部循环在白酒的刺激下迅速得到了改善。我让大娘以后要养成习惯，一两周这样操作一次，肯定会有良好的预防保健作用。

30

按摩阴阳经，对付中风后走路打圈

> **症状：** 中风后遗症走路腿打圈，上肢弯曲不能伸直。
>
> **偏方：** 按摩上肢阳经，即依次按摩手阳明大肠经、手少阳三焦经、手太阳小肠经；再按摩下肢阴经，即依次按摩足厥阴肝经、足太阴脾经、足少阴肾经。

中风病发病的时候十分迅速，如疾风来袭，如不及时治疗，重者甚至有生命危险。不过，现代急救医疗技术已经非常发达，所以中风急性期往往并不算是难题，但等病情稳定下来了，中风引起的后遗症状，如肢体偏瘫、二便失禁、言语不利等，这些才是真正令医生头痛，较难对付的病症。本篇主要介绍一下中风后遗症中走路腿打圈、上肢弯曲无法伸直的病症，这种病在医学上也称为"中风后肌强直状态"。

前几年回老家，一位老乡上门找我。他进入屋子的时候，我发现他左腿总是无法弯曲，要走路时必须先用腿画个圈圈。刚开始我以为他的腿出了毛病，但仔细一看，发现他的左臂也是弯曲着伸不直。一问之下，果然不出我所料，这位老乡两三个月前得过一次中风，在医院住了一个多月，出院时就是这个样子，现在还没什么改善。出院时医生告诉老乡，还需要继续治疗几个月，才有可能恢复。但老乡家里没什么钱，问了下医生，得知未来康复费用还不少，而且还不能保证治好，于是就打消了继续去医院的念头。这次听说我回来了，能免费帮老乡看病，这才由夫人陪伴着过来。

我给他检查了一下，告诉老乡这可不太好办，他现在是处于中风后肌强直状态。这是中风后出现的一种异常运动模式，具体是上肢屈肌群优势屈曲性痉挛，所以他的上肢就会弯曲，难以伸直；下肢则是伸肌群优势强直性痉挛，所以才会向前走路时腿向外画圈。见老乡听不太明白，我就简单地跟他解释：上肢和下肢，上面都长着伸肌、屈肌两组肌肉，这两组肌肉功能上是互相抑制的，可以理解为一阴、一阳。现在他的情况是阴、阳不平衡，下面治疗的目标就是要让阴阳重新平衡才行，如果能够达到这个目标，他以后就可能基本康复到正常人水平。但这并不容易达到，可能需要几个月的时间，也需要一大笔医疗康复费用。

考虑到这位老乡的经济水平，我决定教他夫人一个"阴阳经按摩"的方法，如果她能够每天勤快地给丈夫治疗，治愈的希望还是存在的。

首先讲下肢，下肢需要从阴论治。

按摩足厥阴肝经。从大脚趾趾甲的外侧缘开始，沿着与大脚趾纵轴平行的方向按摩至踝关节处，然后沿着小腿内侧面的最前缘向上按摩，过了膝关节后，亦沿着大腿内侧面的前缘向上按摩，直至大腿根部处。

按摩足太阴脾经。具体是从大脚趾趾甲的内侧缘开始，沿着与大脚趾纵轴平行的方向按摩至踝关节处，然后沿着小腿内侧面的中线向上按摩，过了膝关节后，亦沿着大腿内侧面的中线向上按摩，直至大腿根部处。

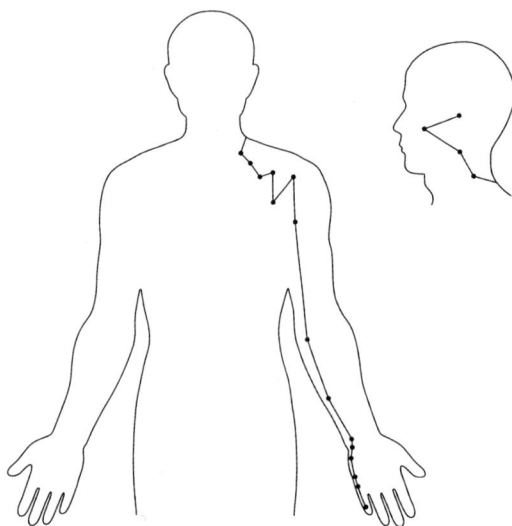

手太阳小肠经

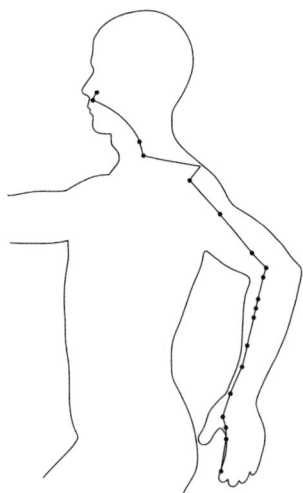

手阳明大肠经　　　手少阳三焦经

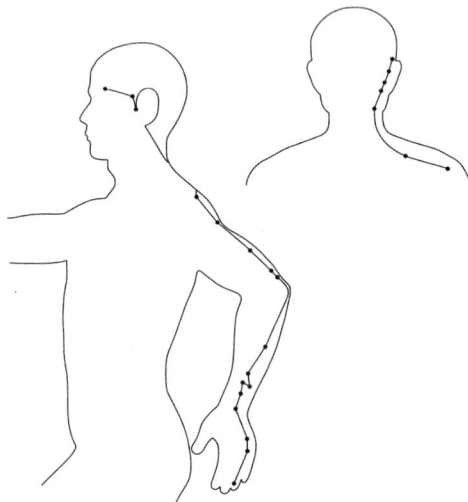

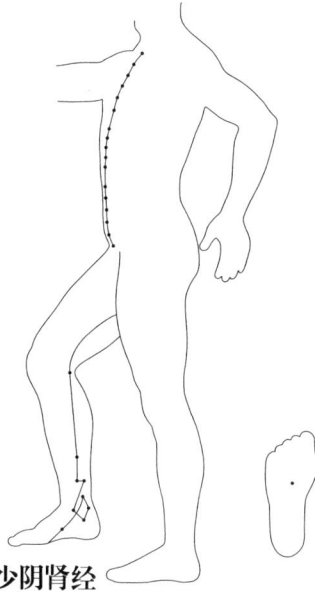

足少阴肾经

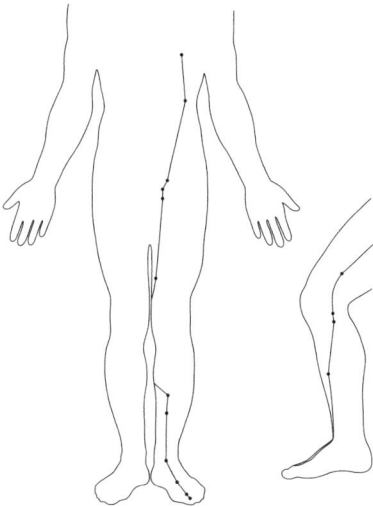

足少阳胆经

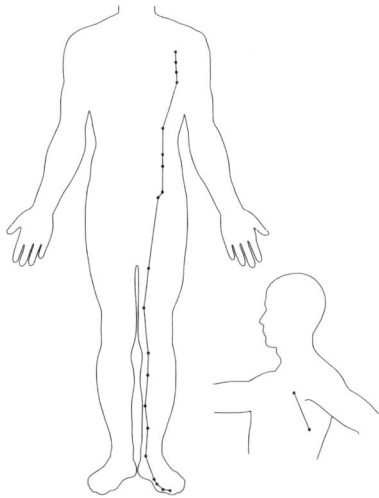

足厥阴肝经

走路腿打圈，每天坚持按摩就会有一双利落的腿脚按摩足少阴肾经。从脚底的涌泉穴开始，按摩至踝关节的跟腱后沿处，然后沿着小腿内侧面的最后缘向上按摩，过了膝关节后，亦沿着大腿内侧面的后缘向上按摩，直至大腿根部处。

然后讲上肢，上肢需要从阳论治。

按摩手阳明大肠经。具体是沿手背食指末端，沿着与食指纵轴平行的方向按摩至手腕关节处，然后沿着前臂的桡侧缘向上按摩，过了肘关节后，再沿着桡侧缘向上按摩，直至肩关节处。

按摩手少阳三焦经。具体是沿着与无名指纵轴平行的方向按摩至手腕关节处，然后沿着前臂的中线向上按摩，过了肘关节后，亦沿着中线向上按摩，直至肩关节处。

按摩手太阳小肠经。沿着与尾指纵轴平行的方向按摩至手腕关节处，然后沿着前臂的尺侧缘向上按摩，过了肘关节后，亦沿着尺侧缘向上按摩，直至肩关节处。

我一边说，一边给老乡的夫人示范，叮嘱她按摩时，用大拇指按压为佳，每个区域向深层按压3～5下，然后上移一个拇指的长度，再按压3～5下，如此慢慢按完整条线。按完一次后，可以从头再来，再把整个经络线按完。每条经络线最好反复按三次以上。这样的治疗每天建议进行三次，每次需要花30分钟左右。

这个阴阳经按摩的方法，从中医的角度说，伸肌可视为"阳"，屈肌群可视为"阴"，现在上肢是"阴盛阳衰"，下肢则是"阳盛阴衰"，所以上肢要按摩阳经，增强阳的力量；下肢按摩阴经，增强阴的力量，从而达到阴阳的平衡。而从现代医学角度看，则是通过穴位刺激，来调整和平衡上下肢伸肌和屈肌的力量，从而达到治疗目标。这个方法，在医院中也是常用的方法，只是一般由专业的治疗师来完成。但这个阴阳经按摩的方法比较简单，一般人只要用心学几分钟，也很快就能掌握了。

需要说明一下的是，下肢按摩的三条线，并非完全对应于三条阴经，但对于普通人来说，不必太去细细研究，只需按上面三条线按摩，就可以把三条阴经均刺激上了。

一年后我又回老家，那位老乡专门再次来我家找我，不过这次是表示感谢。原来这位老乡的夫人非常贤惠，从我这学会按摩法后，每天都坚持给丈夫治疗。这样两个多月后，老乡的上肢也不弯了，下肢也走得利落了。后来他又坚持锻炼，现在早已完全恢复正常，重新上班挣钱养家啦。

31
甩甩手臂行气活血，甩掉肩周炎

症状：肩部疼痛，僵硬感，肩部肌肉痉挛、萎缩等。

偏方：姿势不限，先向前甩手，握拳，向胸前区域屈曲手肘，然后向身体前方把手甩出，同时五指张开，甩至尽头时，再握拳，屈肘收回至胸前区域。如此为一下，反复做100下。再向后甩手，操作基本同上，反复做100下。一般以每天两次为佳。

　　肩周炎一般好发于50岁左右的中年人，所以又有"五十肩"之说。关于此病的发病原因，现代医学的解释不是很明确，一般认为是在这个年纪时，人体的内分泌情况变化很大，身体无法适应，而在肩关节及周围软组织处发生了无菌性炎症，从而导致疼痛、活动受限。而当机体渐渐适应这种内分泌改变后，肩关节周围的炎症就会消失，疼痛、活动受限的不适也可能会自动痊愈。一般认为，肩周炎如果不治疗的话，一年左右也可能会自愈。原因就是在一年左右的时间内，身体渐渐适应了体内的变化，肩周炎就会自动消失了。

　　但也有些老人患上此病很难好起来，我认识的一位患者钟大爷就是这样。

钟大爷今年70岁，患肩周炎已两年多了。手臂向后伸约45度时就会疼痛，向上抬举时也会疼痛不适。

钟大爷是被他夫人强行拉来的，他夫人在我这解决了久治不愈的病，所以对我非常信服。但钟大爷就不一样了，他告诉我，之前他已经尝试过各种方法，贴过各种膏药，活血化瘀、止痛的药吃了不少，各种牌子的治疗仪也试过，甚至买过几台。虽然都有一定效果，但停用一段时间之后，受点风寒，或者搬点重物，劳累一些，就会复发，总是不能根除。所以他已经失去了信心，也不想再到医院来看这个病了。

我理解钟大爷的心情，不过他既然已经来了，我总不能让他空手而归。于是我问他如果在家自己治疗，他有没有兴趣。钟大爷说如果不麻烦，倒可以试试。我就教了他一个甩手疗法，操作很简单：姿势不限，先向前甩手，握拳，向胸前区域屈曲手肘，然后向身体前方把手甩出，同时五指张开，甩至尽头时，再握拳，屈肘收回至胸前区域。如此为一下，反复做100下。再向后甩手，操作基本同上，反复做100下。一般以每天两次为佳。

钟大爷听我介绍完，说这方法不麻烦，答应回去试试。过了一个多月，我又见到他夫人，她告诉我那个方法果真有效，钟大爷天天坚持锻炼，疼痛越来越轻，现在已经基本恢复正常了。

中医学对于肩周炎的解释，一般认为是由于年老体衰，肩关节周围的气血瘀滞，经络受阻，不通则痛，所以导致肩关节疼痛的症状。因此中医治疗本病的指导原则，基本是万变不离其宗，总离不了疏经通络，行气活血。而甩手疗法通过甩手运动，甩出去，收回来，反复这样的动作，能起到疏通手部经络、行气活血之效，只要坚持进行，一般会有成效的。

甩手的次数可以由少到多，逐渐增加。正常情况下，甩手运动之后，一般会觉得精神饱满，如果觉得头晕、胸闷、两臂酸沉、精神不振等，说明甩手次数过量，应适当减少次数，一定不能操之过急。一般以每天2次为佳。另外，老年人肩关节周围的疼痛，也有可能是肺癌等其他严重疾病的先兆，所以应注意先进行X光片或者CT等检查，以免漏诊。

32

喝当归四逆汤，手脚不再冷冰冰

症状：四肢冰凉、麻木（血虚寒滞引起）。

偏方：当归12克、桂枝9克、芍药9克、细辛1克、通草6克、大枣8枚、炙甘草6克，三碗水煎成一碗饮用。5天为一疗程。

很多老人家都抱怨自己手脚没过去灵活了，还容易怕冷、僵硬。这其实是年纪增大的正常现象。身体在老化的过程中，血管和肢体的末端微循环都会变差。如果生活在潮湿的环境下，这种情况会更加明显。

我有一位患者，以前在江边打鱼，后来江水被污染了，又跑到海边办了个养殖场，养生蚝之类的海产品。现在50多岁了，还是闲不下来，每天都要泡在海水里工作。近一年来她手脚经常感到冰凉、麻木，甚至感觉不到痛痒，尤其到了冬天，或者接触到冷水或冷风就会更加严重。她来我门诊前，已经服用过一段时间的西药，但起效不大。于是想试试中医。

我先帮她检查，发现她精神不振，脸色暗淡无光彩，腕、踝以下肤色发白、发青，摸上去感觉很冰凉，脉沉细无力。我考虑这位患者属于中医说的血虚寒滞，于是就开了一个中药方子——当归四逆汤。具体操作：取当归12克、桂枝9克、芍药9克、细辛1克、通草6克、大枣8枚、炙甘草6克，三碗水煎成一碗水即可。

当归四逆汤是一个经千年考验的方子，出自《伤寒论》，具有养血通脉、温经散寒之功效，《伤寒论》里原文是这样记载的："手足厥寒，脉细欲绝者，当归四逆汤主之。"意思就是说此方专门为治疗手足冰冷之症而设立。当归四逆汤虽然是古代的方子，但由于配方严谨，功效卓著，所以在现代临床上应用也十分广泛，不仅可用于手足冰冷，对于更严重的下肢静脉栓塞、闭塞性动脉硬化等周围血管疾病也有不错的疗效。

现代药理研究发现，这个药方具有抗凝、抗血栓形成、抗血小板聚集，降低血液黏滞度，以及明显地能够扩张末梢血管，改善血液循环之效，所以疗效确实很好。

我让这位患者先服用5天再来复诊。5天后再见到这位患者，她说反应不错，自己感觉手脚温暖了。我检查也发现效果不错，她手足皮肤的颜色没有那么发青、发白，变得比较红润，摸上去也不那么冷了，再给她诊脉，发现她的脉象也增强了不少。我按照这个方子，稍微加减了一下，又给她服用了十剂，患者症状就完全消失了，面色和精神都变得很好。最后一次复诊时，她还带了一袋自己养的生蚝给我，来表示感谢。

需要提醒的是，如果老年患者不仅四肢怕冷，还全身怕冷，并伴随着老想睡觉、记忆力下降等其他症状，则还要考虑为甲状腺功能减退的可能性，应该注意上医院抽血检查甲状腺功能，如果甲状腺激素水平偏低，即为"甲状腺功能减退症"。

33
中药鞋垫对付足跟痛，走路就是神气

症状：足跟痛。

偏方：取川芎45克，将其研成细末，分成三份，分别装入小布袋内缝好，把药袋放入鞋里，直接与患足痛处接触。每次用一袋，三袋交替使用，换下的药袋晒干后可继续使用。10天为一个疗程。

在"很老很老的老偏方"系列已出版的书中，我介绍过一种治疗足跟痛的思维与方法（《很老很老的老偏方，小病不用慌》，第123页《足跟痛，寸步难移，别急，有醋呢！》），读者反映还是不错的，但也收到一些读者的电话咨询，说用这种方法对他们效果不佳，或者使用起来不太方便，希望我能另外提供一些更简便有效的方法。这些读者的反馈并不奇怪，临床上对一个病其实有着不同的治疗方案，但具体到一位患者时，究竟哪个方案最为适合，得试过才能知道。下面我结合一个病例来多介绍几个方案。

记得去年冬天，忽然接到一位老乡的来电。这位老乡姓王，50多岁了，一直在乡下种地。一年多前老王开始觉得右脚跟部疼痛，劳累或行走多时症状就会更加明显。如果休息得好，或者用热水泡泡脚，疼痛就会减轻。他去医院看过，给足跟拍了X片也没发现有异常。医生给他开了点外用的膏药，老王贴了也没什么效果，就想起了我，专门打个电话问问。

电话里我跟老王介绍了几个方法，老王听了都不满意，说自己事情多，也没多少心思花在治疗上，问我有没有什么省事的懒人办法。我想了一下，告诉他还真有，配上几味中药，磨成粉末，装进药袋，当鞋垫一样放在鞋里，让药物直接与患足痛处接触，这样既不耽误他工作，又能治病。老王听了连连说好，问我该如何配制，我告诉他最简单的就是取川芎45克，将其研成细末，分成三份，分别装入透气的小布袋内缝好，把药袋尽量铺平，放入鞋里。让药袋直接与患足痛处接触，每次用一袋，待药袋被脚汗浸湿后拿出更换。三袋交替使用，换下的药袋晒干后可继续使用，但如药味变淡或无味道，则应该更换新药。10天为一个疗程。

老王听后说这方法简单，于是就去中药铺买了药，让老婆缝了个袋子，第二天就用上了。几个星期后，我想起老王的足跟痛，就打电话回去问问。老王高兴地说，才用了一个星期左右就基本不痛了。我听了也很高兴，又嘱咐他，现在年龄毕竟大了，应该多注意休息，地里的活儿就不要太操劳了。老王也同意我的看法，少下地，多享受，过着快乐的晚年生活。

这个方法的原理也很简单，就是从"不通则痛"来治疗足跟痛，而川芎是活血化瘀的常用中药，制成药包长时间与足跟处接触，就能起到疏通经络、活血止痛之效。

单用川芎配制是最简单的方法，如果肯多花点心思的话，下面几个方法疗效更佳。

1.取川芎30克、冰片3克，将川芎放锅内文火焙黄后，轧成粉末状与冰片混合一起装瓶备用。再装入小布袋内，缝好，置于鞋内，直接与足跟痛处接触。隔日换药1次，10天为一疗程。加入冰片的目的，是有利于川芎的药力渗透入足跟深处。

2. 取白芷和川芎各100克，在200毫升高度白酒中浸泡三天，滤出烘干，研末。制作一个薄布袋，大小相当于脚后跟。用时取药末15克放入薄布袋内，药袋放入鞋里，直接与痛处接触，隔日换药一次，10天为一个疗程。白芷具有祛风除湿、散寒止痛作用，川芎有活血通经、祛瘀止痛作用，酒浸后研末外用长时间作用在患处，中药中的有效成分借酒力更容易通过皮肤到达病灶。

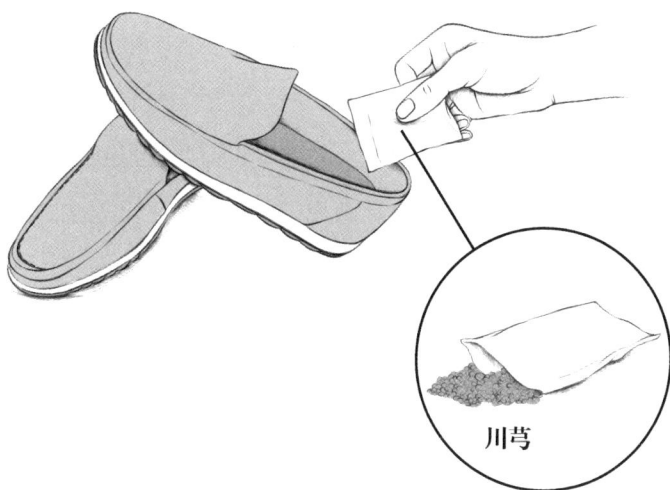

将川芎末做成小药袋放进鞋子里，对付足跟痛很快就见效

3. 取吴茱萸10克、花椒10克、五倍子10克，烘干，碾成粉末，装于小布袋垫于足底，10天为一个疗程，进行下一个疗程时换药。

以上三个方案，效果都差不了太多，不管选取哪个方案，都建议多制作几个小布袋，以便在布袋被脚汗浸湿后及时更换。

34

小小黄豆枕，治好颈椎病

> **症状**：脖子痛，肩膀酸胀僵硬，手麻、头晕等。
>
> **偏方**：取3～4斤黄豆，黄豆尽量干燥，然后将其装入薄布袋，装满后布袋长度约为50厘米，宽度约20厘米。晚上将枕头置于颈椎后部睡觉。

　　脖子痛、肩膀酸，这样的颈椎病患者在临床上非常常见，一般来说使症状迅速消失并不困难，但烦人的是此病容易复发，其中一个常见的复发原因与枕头有关。

　　比如前几个星期我就遇到过这样一位60多岁的颈椎病患者，她是从外地打电话到科室找我咨询的。这位患者说她近几个月脖子痛，肩膀酸胀僵硬，有时还有手麻、头晕的症状。她自己贴了膏药，做了按摩，还擦药酒、活络油等，但白天治疗后症状缓解了，睡一晚上第二天又会痛起来，尤其到了凌晨，症状最剧烈，令她总是四五点钟就不得不起床去涂药酒并自己按摩，问我该怎么办。

听她这样说我心里觉得奇怪，一般来说，睡觉是脖子最放松的时候，所以颈椎病患者如果卧床休息后，一般病症会减轻，而不应该加重。但这位患者的情况却相反，我猜想应该与她睡眠时的姿势有关，于是就直接问她用的枕头高不高。患者想了想，说那枕头大概有自己的三四个拳头一般高吧，还说俗语讲"高枕无忧"，所以她一直都睡高枕头。我听到这里就大概明白原委了，告诉她得换个枕头才行。最简单的方法就是用黄豆自己做一个，具体方法是去买3~4斤干燥黄豆，如果黄豆不干燥，可以先晒一下，然后装入薄布袋，使之成为一个长度约为50厘米、宽度约20厘米的枕头，把原来的高枕头拿掉，换这个枕头来睡觉。

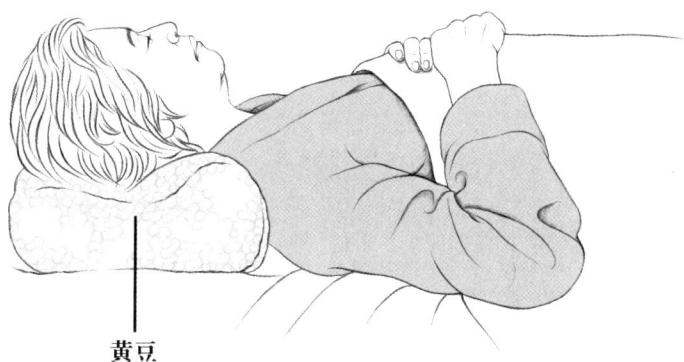

黄豆

中老年人颈椎病反复发作，枕个黄豆枕头就能慢慢治好

　　这位患者又问我枕头的高度为多少合适，我告诉她这不太好说，其实不仅是高度，前面讲的黄豆重量和布袋长、宽度也只是个参考值。具体到每个人可能有较大的差异，所以很难有个统一的标准，得需要自己调整。调整的原则是仰卧时枕这个黄豆枕，双肩应有顶紧枕头的感觉，脖子与床铺之间的空隙刚好能够填充，如果从侧面看，见到脖子基本与床铺平行就可以了。

高枕无忧是一句流传很广的成语，但其实它讲得还真不对。枕头越高，仰卧睡觉时脖子就越会向前弯曲，这样就令颈部的肌肉、韧带不但没有放松，反而会处于紧绷状态。像这位电话咨询的患者，白天抹药酒、按摩、贴膏药令颈部肌肉放松了，舒服了，晚上几个小时高枕头又让肌肉绷紧起来，自然凌晨时就会又痛醒了。

黄豆枕的优点在于它有很强的可塑性，将其枕于颈部，可以完美地填充颈部与床铺之间的空隙，对颈椎起到良好的托垫作用，使之基本处于与床铺平行的状态。这样就可以使颈椎、颈部的肌肉得到充分的放松，非常有利于疾病的预防与康复。

这个方法其实有着悠久的历史。早在晋代葛洪《肘后备急方》中就有将大豆装入枕中，制成豆枕治疗的记载。唐代孙思邈在《千金要方》中也记载过："治头项强不得顾四方……大豆一斗……纳囊中枕之"，讲的就是用黄豆枕来治疗颈肩部僵硬疼痛。

患者听完我这个办法后，觉得很简便，也很实用。于是当晚就做了一个黄豆枕。第二天一下子睡到了7点才醒，醒来后颈肩部症状也比较轻微。她用了一两个星期，渐渐地白天也不需要再抹药酒贴膏药了，还专门打电话来感谢我呢。

单独使用黄豆枕对于颈椎病就有不错的防治效果，如果想进一步加强疗效，可再于枕头内加入一些药粉，比如下面这个处方：桃仁、红花、当归、川芎、威灵仙，这五味药按2：2：1：1：1的比例配制，具体分量可根据枕头的大小、病情的严重程度来灵活调整。将以上药物烘干研成粗粉末，装入黄豆枕头内即可。这五味药合称为加味桃红饮，方出自《类证治裁》，有显著的活血化瘀、疏经通络之效。

35

有了"三两半"，不再为骨质疏松烦恼

> **症状：** 乏力、腰背部疼痛，脊柱变形等。
>
> **偏方：** 炙黄芪30克、当归30克、淮牛膝30克、防风15克混合，将黄酒
> 250毫升倒入中药内浸泡一小时后，再将药取出，放水煎煮半小
> 时后即可服用。每日一剂，分两次服，30天为一个疗程。

老年人骨质疏松是很常见的现象，此病轻者只是引起疼痛症状，重者则轻微磕磕碰碰就会导致骨折。在临床上，我就见过多位老人咳嗽后出现背部脊柱处严重疼痛，到医院一检查才发现是椎骨压缩性骨折，原因就是患者有严重的骨质疏松，所以咳嗽的力量把椎骨压扁骨折了。

骨质疏松现在已经有了很多治疗药物，一般来说效果都还不错，但也经常能碰到不灵的。比如，我遇到的一位患者蔡阿姨，她是一名退休干部，五年前绝经，之后常感到腰腿疼痛，她也没重视，后来症状越来越严重，背部、腰腿痛得最厉害，行走、辗转俯伸及天气变化时加剧。她曾在内科及骨伤科诊治，做过多项检查，最后经过骨密度测定，确诊为"骨质疏松症"，医生给她

开了钙尔奇片口服，还肌注过密钙息等药物，但效果不太明显，症状一直改善不大。

后来蔡阿姨经人介绍来找我试试。初次见她时，我就觉得她的病会比较棘手，因为她脸色青白，没什么红润光泽；当时是夏天，外面30多度，她竟然穿着秋装，再仔细询问，得知她平常除了疼痛症状外，还很怕冷，经常觉得气短，吃饭没胃口，大便稀烂，小便也多。给她把了脉，发现脉象也是非常虚弱。我知道这病治起来不太容易，普通的方法应该效果不会理想，想了半天，决定用一个较少用的方子，此方名为"三两半"，是我从一位南京老中医处学来的。此方用起来稍有点复杂，先取炙黄芪30克、当归30克、淮牛膝30克、防风15克混合，将黄酒250毫升倒入中药内浸泡一小时后，再将药取出煎煮，三大碗水煎至一碗水即可服用。每日一剂，早晚分两次服，30天为一个疗程。

此方之所以叫作"三两半"，是因为炙黄芪、当归、淮牛膝、防风总共重105克，由于古代的一斤（500克）为16两，相当于一两为31.25克，105克大约是三两半的重量，所以此方就此得名。

中医把骨质疏松症称为"骨痿"，并认为其病机以脾肾亏虚、气血不足为本。脾肾亏虚，气血不足，不能濡养筋骨，本身就可导致骨骼关节疼痛，这叫作"不荣则痛"；正气亏虚，风寒湿邪乘虚深袭入内，阻滞经络，亦可导致全身疼痛，这叫作"不通则痛"。由此可见，骨质疏松所致疼痛实为本虚标实之症。

三两半这个方子里，黄芪、牛膝是补药，有补脾、肾、气之功；当归则补血活血通络；防风顾名思义，有对抗风寒湿邪之效。所以此方虽然只有四味药，却有很强的针对性。至于要求用黄酒浸泡，则是因为黄酒可作为药引，加强以上四药功效，且黄酒本身即有通络止痛之效。

从现代药理学角度看，这个方子也有相当的科学性。黄芪含香豆素、黄酮化合物、皂苷及微量叶酸和数种维生素，能促进诱导培养骨髓干细胞的代谢和蛋白质的合成，有利于细胞的增殖以及向成骨细胞分化。牛膝总皂苷可以增加骨小梁密度、面积、总体积及密质骨面积，并可以通过降低骨转换因子的水平来加快骨再生速度，抑制骨丢失。此两味药对于骨质疏松，可以说是起到治本之效。至于当归、防风，则具有止痛、消炎之效，用于骨质疏松引起的疼痛，显然是非常对症的。因此这四味药配起来，就能起到既对症治标又对因治本之效了。

一个月后蔡阿姨来复诊，令人高兴的是，整个人的气色明显好转了，她自己也说疼痛已经明显减轻。再服用一个疗程后，蔡阿姨的疼痛就完全消失了，其他怕冷、胃口差等症状也不见了，与最初见她时相比，像完全换了个人。后来她自己断断续续地服用"三两半"这个方子，症状一直没有复发，服药一年后她还专门去做了个骨密度测定，发现也已经比以前明显好转了。

36
手脚麻木疼痛，试试黄芪桂枝五物汤

症状：糖尿病周围神经病变导致的手脚麻木，脚趾、足背部麻木，自觉脚凉伴有轻微疼痛感等。

偏方：黄芪30克、白芍10克、桂枝10克、生姜10克、大枣4枚，水煮服用，每日一剂。药渣再煎煮一次，用于浸泡有症状的手或足部20分钟以上，每日一次，两周为一疗程。

在门诊我经常会碰到因肢体麻木来看病的患者，张阿姨就是其中一位。她几年前检查发现有糖尿病，一直也老实听医生话吃着降糖药控制，但几个月前开始出现脚趾、足背部麻木，自觉脚凉，并伴有轻微疼痛感。再去看医生，做了肌电图检查，最后确定为糖尿病周围神经病变。医生给她开了神经营养药服用，刚开始吃效果还不错，麻木渐渐减轻。但好景不长，一个多月后症状又开始加重，再吃神经营养药，这回就没什么效果了，所以她转来看中医寻求帮助。

中医是讲求整体辨证的，所以我又仔细问了她其他病症，得知患者还有畏寒怕冷、足部症状遇寒加重、大便稀烂、夜尿多的表现。摸她的脉，发现脉象也是明显虚弱。这些都表明患者有气虚、阳虚征象。因此我给她开了个方子：黄芪桂枝五物汤。取黄芪30克、白芍10克、桂枝10克、生姜10克、大枣4枚，三碗水煎至一碗水，每日一剂服用。药渣再煎煮一次，用来泡脚约20分钟，每日一次。如此内服外泡，两周为一个疗程。

糖尿病周围神经病变是糖尿病最常见并发症之一，病情隐匿，进展缓慢，多与糖尿病病程及血糖控制不良有关。临床表现可为对称，也可单发，一般下肢较上肢重。早期以感觉障碍为主，感觉肢体末端麻木，有踏棉感、蚁爬感、酸痛、灼痛等症状。目前关于糖尿病神经病变的病因和机制尚不完全清楚。临床主要应用神经营养药来治疗，但疗效并不是太满意，临床上我经常看到服用这类药物无效的患者。

中医对这个病早就有记载，如清代《王旭高医案》就有这样的描述："消渴日久，但见手足麻木，肢冷如冰"，讲的就是糖尿病周围神经病变。从中医理论看来，本病病机为本虚标实，由于患者得糖尿病的时间长久，病久耗伤正气，再损伤阳气，像张阿姨的畏寒、脚凉、大便烂、夜尿多，这些都是阳虚的表现。阳虚就容易导致寒凝，寒凝继而导致血瘀，瘀血阻滞脉络不通，就会出现脚部麻木、疼痛等表现。

黄芪桂枝五物汤也是个名方，出自张仲景《金匮要略》，本方为治疗身体麻木而设。方子中的黄芪甘温益气补阳，桂枝温经通阳，黄芪、桂枝相伍补气和血通阳；白芍和营养血；生姜辛温，大枣甘温，几味药合用既调和营卫，又可健脾和中；重用生姜可助桂枝以散风寒通血脉。方药五味，配伍精当，共同起到益气温阳、通经除痹之效。现代临床上常将此方用于糖尿病周围神经病变上，药理学研究发现，本方中的黄芪、桂枝均具有扩张血管、抑制血小板凝集、抗多发性微血栓、改善微循环、增加血液循环之效，因此能够提高神经细胞血氧及营养供应，促进损伤神经的修复。整个方子的各味药配合起来，还能起到消炎止痛之功。多项临床研究亦证实，使用这个方子前后分别作肌电图测量，会发现该方能够显著提高受损神经的功能。

张阿姨按我这个方子使用，果然也取得了理想的疗效。使用十天后，她的麻木症状就已经明显减轻，连续用了大概一个月，她的脚麻、疼痛、脚凉症状就完全消失了，连身体畏寒怕冷、大便烂、夜尿多的症状也一并解决了。

不过需要格外提醒的是，用本方煎水后泡脚，由于药力能够直达患处，是很有必要的，但是必须注意泡脚的水温，毕竟患者本来就脚麻，对温度不太敏感，有可能水温过高，自己也感觉不烫，这样就可能会造成皮肤烫伤。所以建议在准备泡脚水时，一定要由家属来试水温，让正常人来调节水的温度，这样才能保证安全。

37

按摩头皮，手指不再颤抖

> **症状：** 中老年人手震颤。
>
> **偏方：** 按摩头皮的舞蹈震颤控制区。

　　车大爷今年70多岁，起初来找我的时候，是因为长期大便稀烂不成形，胃口不好，希望我帮他调理调理。我用了三四天的时间，就帮他解决了这个问题。车大爷很是满意，又问我能不能解决他一个十来年的老毛病，我问是怎么回事。车大爷就把双手臂抬起到胸前，向前伸直。他突然做起这个动作，吓了我一跳，再定睛一看，只见车大爷的双手手指在轻微地颤动，右手更为明显。

　　我明白车大爷的用意了，让他把手放下来。车大爷告诉我，他这个手震颤的毛病十多年前就开始出现，手活动时不会震颤，但如果手静止下来不动，就会不自主地轻轻发抖。他以前去看过几个医生，还专门照过头部核磁共振。有医生说他是老年性震颤的，有说是帕金森的，也给他开过药，但医生告诉他要长期吃，他服用了几个月，发现手抖的症状没什么改善，干脆就自己停了药。停药到现在也有五六年了，没见症状加重，所以一直也没怎么重视，今天是顺便提出来，看我能不能治。

正说着，下班的铃声打响了，车大爷站起来说不好意思，改天再来找我治这个手震颤。我说不急，他这个毛病不太严重，也不必专门来医院找我了，我花几分钟教他一个方法，回去后自己坚持实施一段时间，应该就会有效果的。

这个方法是这样的：按摩头皮处的舞蹈震颤控制区。

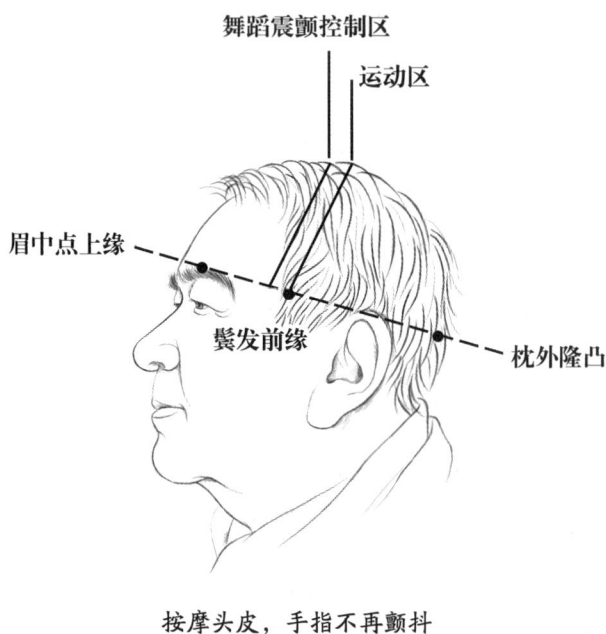

按摩头皮，手指不再颤抖

要找到这个区域，需要这样定位。首先定位一个上点，就是头顶的百会穴，这个位置很好找，耳尖直上，头顶的中点，就是百会穴。

然后再定位一个下点，把手伸到脑后面的枕骨处，可以摸到枕骨上的一个凸起，这个凸起和眉毛连一条线，叫作眉枕线，眉枕线和头发鬓角发际前缘的相交处，就是下点了。

将上点和下点连一条直线，这是中医头针疗法的"运动区"，自运动区这条线向前移约一厘米的一条线，就是舞蹈震颤控制区了。

用手指按摩这条线，从上到下反复按摩，每天按10分钟以上。

车大爷听我讲完，说这很简单啊，回去就自己练练。我让他练上一个月左右，再回来给我看看。车大爷满口答应。一个月后，他果然回来了，再次伸出手给我看，这回他的手指稳稳的，一点没有不自然的抖动了。

手震颤在很多老年人身上会出现，按西医看来，其具体病因还是不少的，最常见的是帕金森（帕金森病和帕金森综合征）和特发性震颤，常用的药物有美多巴、镇静类药物等，但需要长期服用，药物剂量一般要慢慢增加才能控制，可谓只能治标，无法治本。

我在临床中治过不少手震颤的病例。本文介绍的这个按摩方法，出自头针疗法。头针疗法是20世纪70年代前后开始出现的新型针灸疗法，主要以大脑皮层功能定位为理论依据，在临床上广泛推广应用，并且早已进入了中医学的教材，可以说是每个学中医的必学内容之一。我自己用过不少，效果也是比较令人满意的。

当然，临床上如果用专业医生治疗手震颤的话，不会仅选取这个舞蹈震颤控制区，而是要在这个基础上，配合辨证取穴，以取得最佳疗效。但对于普通读者来说，只需要知道这个区域即可。

38

赤小豆鲤鱼汤，既美味又能治水肿

症状： 脚踝附近，一按就是个坑，肺心疾病引起的水肿。

偏方： 赤小豆50克，鲤鱼1条，一同放入锅内，加适量清水，可加生姜，清炖至赤小豆熟烂，起锅调味即可。也可配米同煮成粥食用。每天一次。轻度水肿者，三天左右就可以消退，病情重者，服用两至三周亦可见效。

有一次，我下班时接到一个电话，由于手机里没有储存这个号码，聊了好几句，我才认出电话对面是以前在我这里治疗过一段时间的崔大伯。崔大伯在电话里给我诉了一肚子苦水。原来他患有肺心病，前一段时间急性发作入院治疗，住院两个星期后，其他症状都消失了，但双腿还是水肿着，尤其在脚踝附近，一按就是个坑。医生告诉他这个水肿是由于血液里的蛋白过低造成的，本可以静脉输点白蛋白治疗，但现在白蛋白非常紧缺，申请不到，医生就安排他出了院，叮嘱他回家后自己多注意补充蛋白质营养，慢慢恢复。崔大伯听医生的话，买了蛋白粉天天吃，但到现在都吃了两个星期，脚肿还没见好，他就打电话来问问我有没有什么中医调养的办法。

我想了一下，让他准备好纸笔，给他说了一个方子让他记下来。这个方子叫作赤小豆鲤鱼汤，具体是：取赤小豆50克，鲤鱼1条（约半斤），鱼剖杀洗净，与洗净的赤小豆一同放入锅内，加适量清水，可加生姜，清炖至赤小豆熟烂，起锅调味即可。也可配米50～100克，同煮成粥食用，每天一次。轻度水肿者，三天左右就可以消退，病情重者，服用两至三周亦可见效。

十多天后，崔大伯打电话告诉我，方子真有用，才使用了三天，下肢的水肿就消了大概一半，又吃了一周多，水肿基本上就没了。

鲤鱼虽为寻常食品，但一直被认为有消水肿的功效，我国历代名医从古到今，使用者不少。如晋代葛洪《肘后备急方》用鲤鱼消水肿，唐代《古今验方》《备急千金要方》《千金翼方》也提倡这个方子，宋代《太平圣惠方》《圣济总录》、元代《饮膳正要》、明代《古今医统》、清代《金匮翼方》均有收载以鲤鱼为主药的消水肿方剂。由此可知，鲤鱼消水肿渊源久远。

赤小豆又名红豆，南宋诗人范成大写过这样一首诗："家家腊月二十五，淅米如珠和豆煮。大杓锵铛分口数，疫鬼闻香走无处。"讲的是古人腊月煮赤小豆粥抗病祛邪的民俗。赤小豆抗病祛邪，最有名的是能够利水消肿除湿毒，《本草纲目》有载："赤小豆小而色赤……行津液，利小便，消胀除肿。"因此十分适合水肿患者食用。

现代医学认为，当血液里的蛋白缺乏导致低蛋白血症时，就会造成血液里的渗透压降低，血液里的水分就会跑到皮肤下疏松的组织间隙里造成下肢水肿。以前困难时期，人们吃不饱饭，血里的蛋白少，得这种水肿的人很多；现在虽然生活条件好，但不少长期患病的老年人，长期食欲低下，脾胃功能差，吸收不良，还是会导致低蛋白血症。还有比如肾炎患者，大量的蛋白会从肾脏里漏出来，随着尿液排走造成低蛋白血症；另外肝病、肝硬化患者，一般也会伴有低蛋白血症。因此，临床上像崔大伯这样下肢水肿的情况还是不少见的。

赤小豆与鲤鱼配合治水肿，最早在唐代《食疗本草》中就有记载："赤小豆和鲤鱼煮烂食之，甚治脚气及大腹水肿。"（注意，这里的脚气，指的是脚水肿，而不是现代的香港脚）从现代的观点看，赤小豆鲤鱼汤治疗水肿也是有科学依据的。鲤鱼富含蛋白质，赤小豆同样也是，每100克赤小豆中就含蛋白质21.7克。因此这个食谱可以给患者提供高蛋白，纠正患者的低蛋白血症，达到控制、消除水肿的目的。另外，现代药理研究发现，赤小豆里还含有利尿的有效成分，能增加尿量，以加快排出水分，消除水肿。

值得一提的是，赤小豆容易和"相思子"混淆，两者都被称作"红豆"，样子其实有着明显的区别，赤小豆的表皮都是红色，相思子却是一边红色，另一边黑色，半红半黑。强调两者的不同是因为赤小豆无毒，可以食用，还能治病；相思子却是有毒性的，误服的话会引发呕吐、腹泻、腹痛等中毒症状。所以古医籍里每每讲到赤小豆时，总不忘提一句"医肆以半黑半红者充之，殊误病人"，以提醒大家不要混淆使用。

39

年纪大了腰痛，在腰带处找治疗点

症状：腰臀部软组织损伤引起的疼痛症状。

偏方：在髂后上棘的压痛点或条索样改变的地方用力深按、揉搓数下，力度越大越好，按完即可感到腰痛改善，每日自行按压三次，直到症状完全消失为止。

很多人年轻的时候，工作时需要长时间站着，得不到休息，到老了以后，便患了腰痛，不仅痛苦，行动不便，而且坐立不安，严重影响生活。这样的患者我在临床工作中经常遇到。

52岁的老黄以前是位装配工人，整天需要站着操作机器，四天前弯腰捡物品时突然感觉左侧腰部、臀部稍有不适，后来渐渐加重。来找我时其左侧腰部、臀部疼痛剧烈，还渐渐向左下肢放射，夜晚痛得更厉害，影响睡眠，行走和起坐困难，转身受限。他问我是不是得了椎间盘突出症，是不是得手术治疗才行。我说先别急，检查下再说。

帮他检查时，我发现他左侧臀上部的髂后上棘处压痛很明显，皮下可以摸到一条索状物，压下去疼痛明显。有了这些发现，我初步有点把握了，告诉老黄我会先给他治疗一下，看看效果如何。我先让老黄俯卧在治疗床上，用大拇指按准了他髂后上棘处那个压痛点，然后突然发力，左右上下用力揉搓了几下，按的时候老黄大叫疼痛，我让他忍忍，几秒后按摩完，我让他下床来试试。老黄急着想看效果，腰带还没系上就下了床，活动了几下，他惊喜地告诉我，腰痛明显减轻了，人很舒服，整个身体放松下来，简直神了。

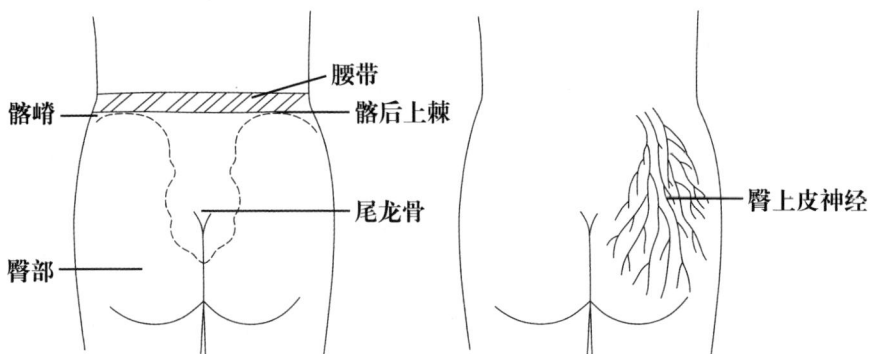

找髂后上棘压痛点按摩、揉搓，当即可感觉腰痛减轻

我告诉老黄，这其实不算什么。他这个病并不是椎间盘突出症，而是叫作臀上皮神经卡压综合征。此病一般是由于臀上皮神经在髂后上棘部位受到软组织卡压而产生腰臀部弥散性疼痛，表现为感觉异常，疼痛向臀部及大腿后外侧放射。该病临床非常常见，估计占腰腿痛患者的1/7～1/6，有学者甚至认为腰腿痛患者的2/5～3/5都是这个病引起的。但是此病经常被误诊为腰椎间盘突出症，有一些病例甚至因此而进行了不必要的手术治疗，且手术后仍然无法解决问题。

简单地说，臀上皮神经分布于腰部、臀部，当这条神经受到刺激、损伤时，就可以导致显著的腰痛或臀部疼痛的症状。而引起这条神经损伤的最常见原因，就是在腰部髂后上棘处。从解剖学上来说，髂后上棘这个部位可谓臀上皮神经的必经交通要道，但偏偏在髂后上棘这个部位，周围的软组织（也就是中医所说的"筋"）往往会因为久坐、久站，或者腰部剧烈活动等而造成损伤，继而对臀上皮神经产生挤压、刺激，从而产生明显的疼痛。在此处进行用力的揉搓，目的是在局部"松筋"，解除臀上皮神经的受压状况，那么疼痛自然就能迅速缓解甚至消失。

我让老黄回家后继续自行按摩，老黄说不知道在哪里按。我让他系紧腰带，双手放置于腰部两侧，可以摸到腰带下方的两个骨性凸起，此处称作髂嵴，腰带掉不下来，就是靠这两个骨性凸起支撑着。然后双手沿着腰带向脊柱方向移动，在骶尾骨上方，腰椎的两侧可以摸到两边对称的各一个骨性凸起，此处即是髂后上棘。左边腰臀痛，就在左边髂后上棘处按摩，右边痛则在右侧按摩。先在髂后上棘附近按压，找到痛感明显或者有"条索样"改变的区域，然后用拇指或自己最好发力的手指紧按在此区域，用力深按、揉搓数下，力度越大越好。至于按摩时间，像我是专业医生，可能只需要按上几秒钟；业余人士的话，按上几分钟也足够了。每日自行按压三次，按完后自己在局部再贴上活血化瘀的膏药，一般在几天内就会完全治愈了。

几天后我又在门诊见到了老黄，原以为他的腰痛还没好，一问才知道他当天回去后就很舒服，自己又按照我教他的法子按了几回，贴了块膏药，今天一早醒来，完全没事了，这次来是带家里的岳父岳母让我瞧瞧病呢。

第六章

男科妇科老偏方，为自己和老伴负责

有些难言之隐，记得用这些疗效不错的老偏方来解决。

随着社会的老龄化，现在的中老年人越来越多，伴随着基数的增加，得了男科、妇科方面疾病的中老年人也明显增加。年纪大了，得了这方面的疾病确实让人烦恼。

本章针对中老年人常见的男科、妇科疾病，结合我平时的临床经验，选取了七个老偏方。这些偏方操作起来也都很简单，都是比较适合中老年人自己使用的老偏方，但愿能帮助您祛除病痛，解决您的难言之隐，还您一个健健康康的身体。

40

自制杜仲酒，肾不虚腰不痛

症状：肾虚引起的腰痛。

偏方：①杜仲30克，猪腰1个。将猪腰与杜仲一起放入碗中，加调味料。将碗放入蒸锅中隔水蒸至猪腰片熟透，去掉杜仲即成，只吃猪腰，7～10天吃一次，一般一个月左右为一疗程。

②杜仲50克，白酒或米酒500毫升，将杜仲切碎，放入酒中浸泡，密封，一周后可开始饮用。每日1～2次，每次一小杯（5～10毫升）。一个月为一疗程。

小时候常常看到老人家用杜仲熬汤，那时候觉得很奇怪，怎么有人会喜欢吃这种难嚼的"树皮"，后来学医后才知道原来杜仲是一种非常有用的药材。

我们平常用来熬煮的杜仲，其实是杜仲科植物杜仲的干燥树皮，经过炮制后，就成了中药杜仲，乃是一种补肝肾的佳品。

关于杜仲治病，有一个民间传说。据说古时候有个叫"杜仲"的人，得了慢性腰痛，一日上山砍柴时突然腰痛发作，他只好抱着树干休息。因为腰痛难受，他禁不住咬住了树皮，不自觉地把树皮汁吸了进去，意想不到的是，不一会儿，他的腰痛就消失了。他想这树皮看来有些功效，就剥了些树皮回去备用。正好邻居也有这样的不适，于是他把树皮送给邻居让他煮水喝，想不到也能药到病除。后来这个方子流传愈来愈广，渐渐大家都知道这种树皮能够治腰痛，为了纪念发现者，就将这个树皮称为"杜仲"了。

行医之后，我在临床实践中也体会到杜仲的好处。比如前段时间我看了一位60多岁的患者郭伯伯，他患有腰痛已经三年多了，每隔一段时间就会发作一次，曾用过牵引、按摩、针灸甚至打封闭的方法治疗，一般能在一周内消除症状，但过一两个月，一个不注意就复发。他来找我看病时，并无腰痛发作，只是希望我提供一个方法让他避免反复发作。

在给郭伯伯诊察的过程中，我发现他肾脉虚弱，而且腰痛发作以酸软为主，有无力感，每当腰痛发作时，他总要用拳头捶腰才舒服。此外，他还经常觉得膝腿无力。得知了这些症状，我心里已有数。

中医理论认为，腰为肾之府，故腰痛与肾的关系非常密切。一般肾虚引起的腰痛会反复发作，患者喜按揉痛位，且伴有膝腿无力的症状。郭伯伯的症状完全符合肾虚腰痛的特点。考虑到患者目前无腰痛症状，且既往已接受过多种治疗方法，于是我推荐他采用一个食疗偏方进行治疗。具体方法：取杜仲30克，猪腰1个。将猪腰处理后，与杜仲一起放入碗中，加入调味料。将碗放入蒸锅中隔水蒸至猪腰片熟透，去掉杜仲即成，只吃猪腰，7～10天吃一次，一般一个月左右为一个疗程。

处理猪腰时，要把猪腰中间颜色较深的部分（医学上称髓质）去除，把余下部分切成片状，放入食盐、料酒、蒜姜末拌匀，5分钟之后把渗出的血水倒出再清洗干净，再加入食糖拌匀，5分钟后再用水清洗一次。这样做的目的是把猪腰的膻味尽量去除。

郭伯伯觉得这个方法挺简单，连续按上方服用两个月后，果然感觉不错，腰痛没有再发作，后来他又持续间断使用，腰痛一直没有复发。

按照中医"以形补形"的理论，猪腰是有补肾作用的，不过如果从现代医学的角度分析，此方起主要作用的应该是杜仲，猪腰只起辅助作用。杜仲最早载于《神农本草经》："杜仲，味辛平，主腰膝痛，补中，益精气，坚筋骨"，被认为是传统名贵滋补药材，历版药典均有收载，如《本草纲目》记载："杜仲色紫而润，味甘微辛，其气温平，干温能补，微辛能润，能入肝补肾。"

从现代的观点看，中医讲的肾虚腰痛，尤其是老年人的肾虚腰痛，可能与西医学中骨质疏松引起的腰痛关系最为密切。骨质疏松患者早期可无明显症状，病情发展到一定程度时可出现腰部疼痛。而现代药理学研究发现，杜仲含有作用于成骨细胞的活性物质，对于防治骨质疏松有着确切的疗效。如曾有临床实验将单味杜仲与治疗骨质疏松的西药"阿尔法骨化醇"进行疗效对比，发现两者的疗效基本一致。

不过杜仲蒸猪腰做起来稍嫌麻烦，所以这里介绍另一个更简单的方法：取杜仲50克，白酒或米酒500毫升，将杜仲切碎，放入酒中浸泡，密封，浸泡一周后可开始饮用。每日1～2次，每次一小杯（5～10毫升），一个月为一疗程。杜仲酒在历代很多部医籍里均有记载，如《外台秘要》《备急千金要方》《千金翼》《圣济总录》等。各部医籍中记录的配方均有不同，本书介绍的杜仲酒配方是最简单的一个，各位读者不妨一试。

不管是杜仲酒，还是杜仲蒸猪腰，都不是任何腰痛都能治的，主要是针对肾虚腰痛，其他类型的效果就不太理想了。

41

患上前列腺增生，油菜花蜜帮您解决难言之隐

> **症状：** 排尿异常、排尿困难等。
>
> **偏方：** 一勺油菜花蜂蜜，温开水冲服，每天两次，一个月为一疗程，
> 可长期服用。

半年前，我接诊了一位老干部。给他治病期间，家属向我咨询，说老爷子有排尿困难、拉尿时间长、夜尿多的毛病，照B超已经诊断是轻度前列腺增生症引起，医生给开了药，但需要长期服用，偏偏老人家很不喜欢吃药，问我有什么好办法。我想了一下，就告诉家属可以给老人家吃蜂蜜。

家属听了很是不解，看她一脸惊讶的表情，我也不再卖关子，告诉她这蜂蜜可不是随便的一瓶蜂蜜，而是专指油菜花蜂蜜，也就是蜜蜂在油菜花田里采集花粉制出的蜜才适用。服用也很简单，每次一勺，温开水冲服，每天两次，一个月为一疗程。但为了长久稳定控制前列腺增生，建议最好是长期服用。

家属听了说这方法好，味道香甜，老爷子肯定喜欢，但又有疑惑，问这东西能有用吗？

这就得从前列腺增生的发病机制说起了。应该说，现代医学对这个病的起因并不是太清楚，但有一点是肯定的，跟人体的雄激素水平有关，或者说，就是体内分泌的雄激素引起了前列腺增生。说起来这里还有个故事。1960年我国著名的外科专家吴阶平教授专门调查了26名前清太监老人，尝试着去检查他们的前列腺。结果发现，有21个人的前列腺完全摸不到，其余的也是明显萎缩，小得不能再小。这是因为太监被切除了睾丸，体内基本上没有雄激素，也不会得前列腺增生了。

现代医学的进一步研究，更加证实了是雄激素直接导致了前列腺增生。因为在增生的前列腺组织里，含有一种叫作DHT的强力雄激素。这个DHT是一种超强劲的雄激素，含量比正常的没有增生的前列腺高出很多倍。

既然雄激素是引起前列腺增生的罪魁祸首，那么治疗这个病的思路就是对抗雄激素，或者减少雄激素的量。临床上有种药叫作"非那雄胺"，它能够抑制体内的一个酶，而这个酶呢，又是体内合成强力雄激素DHT所必需的，因此抑制了这个酶，就会明显减少DHT这个雄激素的含量，从而起到治疗前列腺增生的效果。目前，非那雄胺已经成为公认的治疗前列腺增生的好药。

不过，非那雄胺有一个最大的副作用，就是会造成男人的性功能下降、阳痿，要知道现代社会中老年人一样有追求"性福"的需要，所以非那雄胺这个缺点也让很多中老年人望而却步。

而现代研究发现，油菜花粉里含有一种甾醇类成分，同样有抗前列腺增生的效果，临床及动物实验亦对此做了验证，其机理与非那雄胺类似，也能够对抗雄激素，使雄激素的量减少，并能改善尿道黏膜及其周围组织水肿，缩小前列腺体积，但没有非那雄胺那个致阳痿的副作用。而且油菜花粉里还含有多种氨基酸、维生素、矿物质等营养成分，所以长期服用，不但能够防治前列腺增生，对人体也是一种很有益的补充。市面上有一个前列腺肥大的商品药叫作"××康"的，其实就是把油菜花粉收集加工后制成胶囊出售。

　　老干部的家属听我这样一解释，这才恍然大悟，说医生给老人家的药就有这个"××康"，只是老人家不愿意吃而已。而油菜花蜂蜜是蜜蜂采集油菜花粉而成的，效果自然就有保证了，而且味道好，服用方便，老爷子肯定同意。于是她想办法去买来油菜花蜜给老人家服用。十来天后她告诉我，老人家的排尿困难症状真的开始改善了；又过了一两个月，我问起这事，老人家告诉我，拉尿的问题已经解决了。

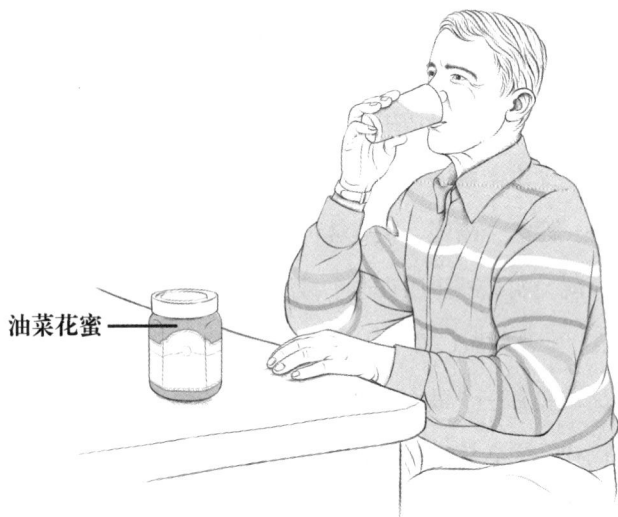

油菜花蜜

前列腺增生不用愁，每天喝两次油菜花蜜就能解决

42

玉米须磁化水，肾结石的防治妙方

症状： 腰部疼痛。

偏方： 取玉米须50克左右，加水煮沸后以文火煎15～20分钟，至药液为300毫升左右。再将药液置于磁化杯（市面上有售）中，放置数小时后，当茶饮用。300毫升药液饮毕后，还应注意尽量用磁化杯饮用磁化水，每天饮用1500毫升左右。一个月为一疗程。一般应使用1～2个疗程。

朋友的父亲罗伯伯今年68岁，有一天，他腰部突发剧烈疼痛，送医院急诊，查出是肾结石引起的，用药物控制后症状很快就消失。医生建议他做手术把结石取出来，以绝后患。但罗伯伯考虑到自己年纪大了，平时身体也不是太好，担心动手术吃不消，不愿意做。朋友就来问我有没有什么不用手术的疗法。

我没看过罗伯伯，但听朋友介绍了病情，就直接告诉他，如果医生建议手术，那应该是考虑到确实有手术指征，需要进行的了，最好还是听医生的话。朋友说这一点他也明白，但老爷子曾经见过自己的同学做个普通阑尾手术后出现严重并发症，最后不幸身亡的事例，所以对手术有着强烈的恐惧感，坚决不同意做。听朋友这样说，我倒也理解罗伯伯的心情了，就告诉朋友，可以先试一条食疗偏方：取玉米须50克左右，加水煮沸后以文火煎15～20分钟，至药液为300毫升左右。再将药液置于磁化杯（市面上有售）中，放置数小时后，当茶饮用。300毫升药液饮毕后，还应注意尽量用磁化杯饮用磁化水，每天饮用1500毫升左右。一个月为一疗程。一般应使用1～2个疗程。

泌尿系结石属中医学石淋、血淋、癃闭、腰痛等范畴，一般认为其病因是肾、膀胱湿热，所以清热祛湿是此病的常见治疗原则。而玉米须有利尿祛湿、清热之效，从中医来说正好适合。

现代药理学研究也证实，玉米须有两个作用对于防治肾结石有利：第一，玉米须多糖成分具有明显的利尿作用；第二，玉米须对尿液中草酸钙晶体具有抑制作用。多项随机对照的临床实验也发现，玉米须煎水服用确能够治疗肾结石，有效率在六成左右，这个有效率虽然不是特别高，但作为一种非手术疗法来说，已经是很不错了。

磁化水则是现代发现的一种防治肾结石的方法，其具体机制还不是太清楚，但临床实验证实其确有一定的效果。如一般来说，肾结石手术后的复发率也不低，五年复发率可达25%甚至更高。但一项对肾结石手术后的患者进行的研究发现，一组告知患者每天饮磁化水，一组则仅告知患者多饮用普通水，经过两年的跟踪观察，发现饮用普通水的患者结石复发率是饮磁化水的4倍，这就证明此法确有一定的效果。

我告诉朋友，这个方法可以先试一两个月，如果无效的话，还是可以重新考虑手术。当然具体问题具体对待，首先得去医院听听专家的建议。

不过后来罗伯伯的反应还真不错。他按方使用一个月左右再复查B超，竟然显示结石体积已缩小了一半；再服用一个多月，结石已经基本消失了。

43

皮肤痒得不行，玉米淀粉让您清爽起来

症状： 皮肤瘙痒。

偏方： 取玉米淀粉500～1000克，盛于两层纱布做成的布袋内，放于浴缸中，待浴水呈乳白色，调节温度至40℃左右，全身（除头部）浸入沐浴泡澡，每日一次，每次30～60分钟，一般5次为一个疗程。另可将玉米淀粉煮糊入袋洗刷身体局部。

小时候我见过一些老人家，平时总喜欢待在树底下挠痒痒。当时我以为这是不勤洗澡引起的，后来才知道，原来年纪一大，人的皮肤就很容易发生瘙痒，这个症状有个学名，叫作"老年性皮肤瘙痒症"。

现代医理对这个病的发病机制还不是十分清楚，一般认为是随着老年人身体的衰老，激素水平下降，皮肤功能和内分泌免疫功能也随之衰弱、异常，就有可能造成瘙痒。

老人皮肤瘙痒这个问题临床并不少见，甚至有资料显示，近四成的老年人不同程度地存在皮肤瘙痒症状，其中有不少还是迁延难愈。比如去年我接诊过

一位70岁左右的女患者，她皮肤反复瘙痒已经两年多了，天气干燥的时候最为明显，奇痒难耐，需要反复涂膏药、吃止痒片。我见到患者时，发现她身上皮肤有不少地方都被抓出了血痕和破损，可以想象这个瘙痒真把她折磨得不轻。

这样的患者治疗起来确实有点棘手，不过幸好我之前看过一些类似的病例，也积累了不少方法。对这位婆婆，由于她瘙痒的区域很多，遍布全身，所以我直接建议她采取泡澡的方法，不过是用玉米淀粉来泡澡。一般有两种做法，具体如下：

1. 取玉米淀粉500～1000克，盛于两层纱布做成的布袋内，放于浴缸中，用热水冲淋，然后加适量温水，将布袋在水中反复清洗，至袋内淀粉过滤完，浴水呈乳白色。调节温度至40℃左右。沐浴泡澡，患者除头面部外，全身都浸泡在淀粉液中，缓慢浸洗并定时自行翻动，每日一次，每次30～60分钟，根据患者体质、病情调节药浴时间。沐浴间尽量保证空气流通，如有严重心、肺等内脏疾病者，沐浴时可能会出现不适，要慎用。一般5次为一个疗程。

2. 取玉米淀粉100～200克，盛于消毒过的碗内，加水充分溶解。用电饭煲盛少许水煮沸，将溶解好的淀粉溶液倒入沸水中，一边倒一边搅拌，直至淀粉完全变成均匀透明的糊状，冷却后，装入两层纱布做成的布袋内，扎紧袋口备用。洗澡时，先将淋浴水温调节至40℃左右，再将温热的淀粉布袋子在皮损或瘙痒处皮肤揉搓，然后用温水轻轻冲淋，将皮肤表面多余的淀粉冲去。注意事项同上，疗程同上。

常见的玉米粉为什么能够改善瘙痒呢？玉米粉其实主要就是淀粉，淀粉浴具有清洁皮肤、减少细菌感染、减少分泌物刺激皮肤，以及去除臭味的作用。玉米含有多种维生素等营养物质，对于皮肤有修复、滋润，改善衰老、干燥之效。此外，温水淋浴具有镇静、安神、止痒作用，可使患者舒适；而热水浴能使皮肤毛细血管扩张，血流加快，改善局部微循环，促进新陈代谢，加速组织修复。

客观地说，淀粉浴治疗本病的机理并不是完全能够阐述清楚，但在临床上很有效，基本无副作用。这位患者按照我介绍的淀粉浴法使用一个星期后，瘙痒症状明显减轻，不使用止痒药物，晚上也能睡好觉了，精神状态大为改善。我嘱咐她再洗浴一周，复诊时瘙痒已完全消失，而且整个干燥的秋季都没有再发过病。

这里要提醒一下读者，极少部分人群可能会对淀粉过敏，就不能用这个办法了。

另外，某些全身疾病如糖尿病、甲状腺功能异常及神经衰弱等也可能引起瘙痒症。对于这类情况，需要同时治疗原发疾病，才会有效果。

44

得了阴道炎，用点维C可改善

症状：阴道分泌物增多、瘙痒等。

偏方：维生素C100毫克一片，取三片共300毫克，每晚置入阴道内，7天为一个疗程。

有一次，我接到一个陌生的电话。听了很久，我才明白，原来是一位女士看我的书，知道我对付一些小毛病比较有经验，就想来请教请教。

但具体是什么病呢？她欲言又止，好不容易我才知道原来这位女士今年已经56岁，得老年性阴道炎有两年了，每次发作时都觉下身不舒服，下体痒痒的，有淡黄色分泌物流出。刚发作时，她自己去药房买些外用的抗生素阴道栓，或者一些外阴洗剂，很快就能治好，但这些药用久了，可能是产生了耐药性，用药时间越来越长，效果却越来越差。最关键的是疾病反复发作，无法断根。

女患者非常纳闷，她一直都很注意私处卫生，坚持每天换洗内衣，每天都洗澡，这些习惯从年轻时就保持至今，为什么年轻时很少患阴道炎，老了反而容易患呢？要解释这个问题，首先要对这个病有基本的了解。

阴道炎是阴道黏膜及黏膜下结缔组织的炎症，正常情况下，阴道对病原体的侵入有自然防御功能，当阴道的自然防御功能遭到破坏，则病原体就易于侵入，导致阴道炎症。绝经后的老年妇女因卵巢功能减退，雌激素水平降低，外阴部的脂肪逐渐减少，皮肤变薄，弹性消失，大小阴唇萎缩，腺体减少，阴部的自然防御能力就会下降。

更重要的是，雌激素水平下降，还会使阴道表皮细胞不能分化至成熟细胞，结果就可能导致阴道的环境变成中性甚至偏碱性。要知道偏酸性的阴道环境，才有利于机体抵抗外界病邪的入侵。一旦变成中性甚至偏碱性，女性的抵抗力就会明显下降，外邪容易入侵，阴道炎就容易反复发作了。

为什么偏酸性的环境有利于抵抗外邪呢？其中一个原因是有利于阴道中"益生菌"的繁殖。要知道，正常情况下阴道内本来就存在着大量细菌，但其中95%是"益生菌"，主要是乳酸杆菌，乳酸杆菌对人体是无害的，而且能够对致病菌产生制约作用，对人体非常有益。但中性或碱性环境不利于乳酸杆菌生长，乳酸杆菌数量减少，就可能导致致病菌"兴风作浪"而引起阴道炎。

因此，治疗阴道炎的一个思路就是重新使阴道变为偏酸性，从而促使阴道内的乳酸杆菌大量繁殖，达到"以菌治菌"，提高正气的效果，就可解决阴道炎反复发作的问题了。

改善阴道环境的药物有不少，但我比较支持用安全的疗法。于是我给这位女士推荐了一个偏方：维生素C100毫克一片，取3片共300毫克，每晚置入阴道内，7天为一个疗程。

维生素C能参与体内抗体及胶原形成，参与组织修补，并可增强机体的抵抗力。更重要的是，置入阴道后，它能够增加阴道的酸度，使阴道保持一个酸性的环境，如此自然就能达到良好疗效了。

她听了我的介绍很是满意，答应按我的方法治疗。五天后她又打电话过来，说下身症状、淡黄色分泌物已经消失了。我又建议她以后也定期使用这个维生素片，比如两周或一个月使用一次，具体频率依病情而定。此外，我还建议她多食用豆制品，因为豆类含有天然雌激素成分，长期食用，能够补充老年女性缺少的雌性激素，从而进一步增强阴道的自然防御能力。这位女士按我的建议执行，到现在已经近一年了，上个月她又跟我联系，说阴道炎一直都没有再发作过。

45

更年期脾气烦躁，黑豆核桃让您心平气和

症状： 心烦、心慌、失眠等。

偏方： ①黑豆、核桃等量，共研细末，每次取5克，每日2～3次，冲服。

②百合、莲子各10克，共研细末，每次5克，每日2次，冲服。也可用新鲜百合、莲子各20克，煮粥服用，每天一次。

③酸枣仁10克、柏子仁10克、珍珠粉10克，每日一剂，水煎服，晚上睡前服用。

有一次我出去办事，经过以前住的街区，刚好遇到老街坊老陈，只见他黑头黑脸气冲冲地向外走去，我连忙叫住了他问怎么回事，一问之下才得知他跟太太又吵架了。

陈太太40多岁，近半年来总是心神不宁、失眠、头昏脑涨，更糟糕的是她的脾气越来越糟，变得烦躁不安、喜怒无常，常为一些鸡毛蒜皮的事把全家大骂一通。后来她儿子受不了，就和老陈一起带她到医院进行了一个系统的体

检，未发现有心脑血管方面的器质性疾病，诊断为更年期综合征。医生开了一堆内服药，陈太太服了几个星期，症状也没见明显好转，干脆就不吃了，怎么劝她都不听，还总说自己压根儿没病。最近陈太太脾气更火暴了，老陈一直忍着，可今天两人又吵了一架，他实在受不了，打算搬出去住。

听了老陈的抱怨，我劝他不要着急，每个女性都有更年期，只要耐心治疗，给患者多点包容和理解，总能够处理好的。老陈这才想起我在医院上班，赶紧问我有什么办法能够对付他老婆。我说陈太太看来对药物已经产生抗拒心理了，那最好采用食疗的方法，这样她可能容易接受。老陈想想觉得这主意不错，就问我吃什么最好，我就给他说了几条：

1. 黑豆、核桃等量，共研细末，每次5克，每日2～3次，冲服即可。

2. 百合、莲子各10克，共研细末，每次5克，每日2次，冲服。也可用新鲜百合、莲子各20克，煮粥服用，每天一次。

3. 酸枣仁10克、柏子仁10克、珍珠粉10克，每日一剂，水煎服，晚上睡前服用。

我建议老陈三个方子一起给陈太太用，两周为一疗程。这几个方子味道都不错，相信她会喜欢的。老陈满心欢喜，连声道谢。一个多月后，老陈打电话过来，说他买了食材，回家亲自下厨给太太烹饪，陈太太很受感动，因为味道确实挺香，她一直坚持服用。服用一周后，烦躁、心慌、失眠症状开始好转。现在各种症状都已经大为改善，两人的关系也恢复如前，和谐相处了。听他这么说，我也很高兴，并建议他太太把二仁珍珠方及百合莲子方先停用，继续坚持服用黑豆核桃方巩固疗效就可以了。他太太一一照办，至今都没见什么异常，又变回了以前那个温柔的家庭主妇。

更年期综合征是女性在50岁左右的时候，由于生理规律，卵巢功能开始衰退，卵巢分泌的性激素数量下降，尤其是雌激素分泌减少所出现的症状。雌激素减少的过程是缓慢的，有些女性由于身体适应性强，在这个减少的过程中并无不适出现。但也有不少女性不能适应这种变化，从而出现心烦、心慌、失眠等症状。而从中医理论来看，这种病主要由肾虚所致。妇女临近绝经，肾气渐衰，冲任亏虚，精血不足，阴阳平衡失调，出现肾阴不足、阳失潜藏，或肾阳虚衰、经脉失于温养等肾阴肾阳偏性现象，从而导致脏腑功能失常。因此，肾虚是引发这个病的根本。

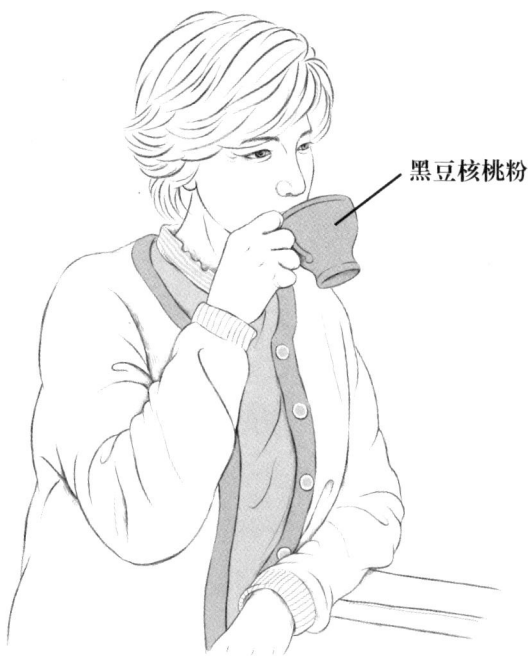

黑豆核桃粉

黑豆核桃粉可帮助女性顺利度过难熬的更年期

采用黑豆核桃方的原理，是由于黑豆内含有植物性雌激素——大豆异黄酮，作为食疗使用，能够补充体内雌激素，从而减轻体内雌激素缓慢减少的进程。从现代医学来讲，这个方子可以用黄豆代替黑豆，因为两者均含有大豆异黄酮这个成分，但从中医来说，选用黑豆更佳，因为在中医理论中，黑色归属于肾，因此黑豆有更佳的补肾效果。而核桃，更一直被认为是补肾佳品。

以上三个方子中，可以说黑豆核桃方属于治本，而后两个方子则可以说是治标之效，都是针对更年期出现的心烦、失眠、心悸这些症状，起到镇静、安眠、安心之效。中医认为莲子、百合均有宁心安神之效，现代药理研究证实百合有较好的催眠作用，莲子心具有抗心律失常，以及强心、增加心肌收缩力的作用，对于心脏的调理保健极有裨益。

枣仁、柏子仁都是被现代药理学研究证实的镇静、安眠之品，在中医学里，更是应用数千年的佳品。像柏子仁，《本草纲目》称其"养心气，润肾燥，安魂定魄，益智宁神"。珍珠粉在现代药理的研究中，也证实其有中枢镇静，以及一定程度的抗心律失常之效。

这几个方子，不仅出现更年期症状的患者可以使用，未到更年期的中年妇女亦可以提前使用，以预防更年期综合征的出现，平稳度过更年期。

46

男性更年期，喝点二仙汤提提神

症状：男性更年期出现的抑郁、记忆力减退、注意力不集中、容易疲劳、失眠、潮热现象。

偏方：仙茅15克，仙灵脾15克，巴戟天、当归、知母、黄柏各10克，加水煎至150～200毫升，每天服用一剂，分两次服用，三个月为一个疗程。

朋友老沈比我大二十几岁，虽然我们年龄悬殊，但性情相投，也可谓忘年交了。一次，他约我吃饭，本来只是聊心事，聊着聊着，就聊到了看病上。

原来，老沈最近半年来出现了各种各样的小毛病，经常有乏力感，晚上睡眠质量变差，要么睡不着，要么就早醒，吃饭也不香了，以前一顿能吃两碗饭，现在只能吃半碗，全身关节还时不时有酸痛感。最近两年，还多了经常莫名其妙出汗、心慌的症状。最令他烦恼的是记忆力差了，别人说过的话总记不住，而且干什么事都好像失去了兴趣。因为大家是很熟的朋友，他还悄悄告诉我，老婆对他也有意见，他们虽然年纪大了，不常进行性生活，但近半年来他对性生活完全失去了兴趣，即使夫人主动要求，他也只是应付了事，让夫人很不高兴。他以为自己得了病，但去医院做了系统的体检，却没有发现什么问题，连药都没有拿回来一颗。

上个月单位搞改革，按照"干部年轻化"的原则，他这位五十几岁的"老人家"又提前退居到了二线，这让他心情更加不爽，觉得自己今年是不是运气太差，什么坏事都一起来了。正好与我很久没见面了，就专门约我出来聊聊，发发牢骚。

我告诉他这应该不是运气差的问题，而是他进入了"男性更年期"。老沈一听很是惊讶，问我更年期不是女性才有吗，男人怎么也会有更年期呢？

我告诉他男人还真有更年期，不少男性也真有男性更年期综合征。这个病是指男子从中年向老年过渡的生理转折期，部分中老年男子由于机体逐渐衰老，内分泌功能逐渐减退（尤以性腺功能变化最为明显），从而引起体内一系列平衡失调，使神经系统功能及精神活动稳定性减弱而出现的以植物神经功能紊乱，精神、心理障碍和性功能改变为主要症状的一组症候群。这个病主要因为雄激素减少所致，所以又称中老年男子雄激素部分缺乏综合征。

老沈听了很感兴趣，说那自己是不是该补充点雄激素，我说从原理上来说应该这样，但临床上很少这样做，因为有研究显示，长期摄入西药雄激素会加大罹患前列腺增生甚至前列腺癌的风险。另外还可能引起红细胞增多的并发症，这会给老年男性带来严重后果，因为红细胞增多会增加血液黏稠度，接着就会提高心脑血管疾病的发病率。

老沈听了说那不就没招了，我说当然不是，用中药调理就是一个既有效又安全的方法。给老沈诊了脉后，我让服务员拿来纸笔，给他开了个方子，让他回去服用一段时间，肯定会有用的。

这个方子叫作"二仙汤"，具体是：取仙茅15克、仙灵脾15克、巴戟天

10克、当归10克、知母10克、黄柏10克，每天服用一剂，加水煎至150～200毫升，早晚分两次服用，三个月为一个疗程。

由于中医认为更年期综合征与肾虚有密切关系，所以这个方子主要就是调肾。方中仙茅、仙灵脾、巴戟天温补肾阳，当归补血活血，知母、黄柏滋阴而清肾火。诸药相伍，具有辛温与苦寒共用、壮阳与滋阴并举、温补与寒泻同施的特点，能达到阴阳双补之效果。现代药理研究表明，仙茅、仙灵脾、巴戟天具有类似雄激素的作用，但作用机理与西药的雄激素并不相同，并未发现有西药那些副作用，所以长期服用也是安全的。

老沈拿了方子，回去就让夫人煎煮服用。过了一个多月，适逢元旦假期，老沈又约我去吃饭。再见面时只见他气色比以前好了不少。他告诉我吃了几十剂我开的药方，各种症状都开始好转了，连对退居二线这件事也想开了，觉得换个岗位没什么大不了。我听了很高兴，告诉他继续服用，坚持疗程，顺利度过更年期，等到正式退休就可以颐养天年，完全享福了。老沈听了哈哈大笑，非常高兴。

第七章

日常小病老偏方，小病小痛一扫光

平时遇到小病小痛，就可以自己巧妙治好。

日常生活中，身体难免会有点小病小痛，别担心，本章我选择了一些针对中老年人日常生活中最好用的老偏方，这些老偏方也是我经常给我的患者开的方子。对治常见的风寒感冒、打嗝、胸闷、便秘等都很有效。

47

生姜水刮擦，速治风寒感冒

> **症状：**鼻塞、流清涕、怕冷等风寒感冒表现。
>
> **偏方：**用生姜榨汁，按1：1与温开水混合。在颈椎旁的皮肤上涂点生姜水，然后用一个一元硬币在皮肤上用力刮，刮的方向与脊柱平行，从上往下用力刮三四下，至局部皮肤变红、变紫为止。
>
> 颈部刮完，轮到胸背部，即胸椎旁两边的肌肉区域。

　　人到老年，抵抗力一般会变差，我的隔壁以前住过一位老伯，就很容易得感冒。有一次他又感冒了，吃了两片药，睡了半天，还是头痛得厉害，而且背部发紧。他以为药没有效果，又吃了三片，不一会儿就胃痛起来了，他又吃了两片胃药才缓解。他实在折腾不起了，就等我下班回来敲门来拜访我。

　　我听他说完症状，又检查了一下，跟他说这是得了"风寒感冒"。老伯一听，就说这感冒实在难受，吃药又不顶用，有没有其他办法缓解一下呢？我说当然有，让他脱下上衣，马上给他做个刮痧治疗。

　　刮痧前，我先切了几片姜，榨了些生姜汁出来，用温开水以1：1的比例混合，然后涂少量姜水在老伯的颈椎两侧旁开约2厘米的皮肤上，也就是中医所讲的膀胱经所过区域。再用一元钱硬币，沿与脊柱平行的方向，从上往下用力刮三四下，见皮肤发红、变紫即可。刮完颈部后，就到胸背部，即胸椎旁两边的肌肉区域，同样是沿脊柱平行的方向竖向刮，刮到皮肤发红、变紫。

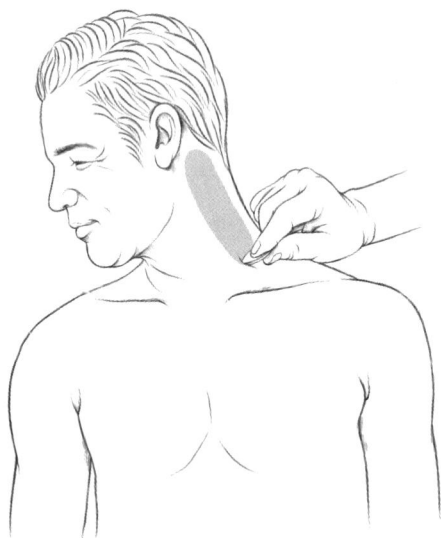

用硬币蘸生姜水在颈椎旁刮痧，起效速度令感冒药都望尘莫及

毕竟是拿金属刮皮肤，所以老伯一开始觉得有点痛，我告诉他要忍着，见他实在受不了，就再加点姜水润滑。等我把颈部给刮完后，老伯立马就觉得头不那么痛了，等我再把胸椎旁的皮肤给刮完，老伯更觉得发紧的背部立马松弛下来。我又在胸背部沿着一条条肋骨多刮了几条痧斑，完工后老伯大呼舒服，但觉得头部前额处还有点痛。于是我又在他的眉毛上缘和发际处涂点姜汁，然后紧靠着眉毛的那点皮肤，沿着眉毛向左向右刮，再沿着发根横向刮。最后，

又在眉毛之间的印堂穴位置，从上往下刮了几下。这么一来，老伯说现在连最后的一点疼痛也消失了。我告诉他，虽然症状缓解了，但还是要注意休息。我让他回去喝杯热水，早点上床睡觉。第二天我出门的时候，碰见老伯，他说全身已经没有任何症状了。

为什么刮痧的效果这么神奇呢？说起来还是有科学根据的。感冒患者之所以感到身体会发热、头痛、身懒、全身酸痛，直接原因是感冒时体内的前列腺素水平明显升高。市面上大部分感冒药的作用原理就是抑制前列腺素合成。而大量研究表明，刮痧通过刺激人体的穴位，也能够起到降低体内前列腺素含量的作用。此外，感冒时患者怕冷、背紧，是因为此时皮肤下血管收缩，肌肉收缩痉挛，而刮痧时能够直接使皮肤下的血管扩张开来，同时令肌肉迅速放松，其起效速度往往是感冒药都望尘莫及的。

其实刮痧不用生姜水，使用普通的温水或润滑油也可以，但如果加上生姜水效果会更佳。生姜具有解表散寒、抗炎、止痛的药效，与感冒药本身有类似的效果。采用生姜水在背部太阳经刮痧，用生姜的药效达到解表祛风散寒效果，刮痧以利风邪外出，双管齐下，疗效当然更好。

但要注意，刮痧这种手法，一定要有适度的力度。如果只是像挠痒痒一样，刮不出痧斑，效果就不明显了。

另外说明一下，在前额处刮痧之所以选择眉毛上端或发际处，原因主要是怕刮出来的痧斑影响面容。但如果感冒后能够请假在家里休息，也可以直接在前额处刮，一般痧斑在一两天内就会自动消失。

48

打嗝不止，按按攒竹穴深呼吸

症状：呃逆（打嗝）。

偏方：用双手拇指点按、压迫两边眉毛内侧边缘凹陷处的攒竹穴，力
量由轻至重，直到产生局部酸麻胀的感觉，再逐渐增加强度
（刺激量以患者能忍受为度），并配合深吸气屏气动作。

呃逆病名首见《万病回春》。古称"哕""哕"，俗称"打嗝""打
呃"，又称"哕逆"。虽然打嗝不会死人，却是一种令人尴尬的症状。好在一
般的打嗝在数分钟内即可平息，或者喝口水，咽口馒头，或做些其他事分散下
精神就能消失，但也有些打嗝相当顽固。

在"很老很老的老偏方"系列书第一册（《很老很老的老偏方，小病不用
慌》，第171页《打嗝不断，烧一片指甲让你很舒畅》）中，我曾介绍了几种治
疗打嗝的方法。书出版后，我接到不少读者电话、短信、信件，有不少人说上
述方法效果挺好，但也有人反映并不理想。这不奇怪，临床上病情千变万化，
不可能做到一种方法能够百试百灵。下面就结合病例介绍一下其他有效方法。

上个星期我才接诊过一位呃逆患者，是傍晚快下班时才来的。他是一个单位的副总，姓李，中午吃饭时喝了点酒，结果饭后就开始不停打嗝，在同事、下属面前很是尴尬，都没法再上班了，于是直接来医院挂了个急诊号。急诊科的医生给他打了胃复安，还进行了针灸，但仍然无法止嗝，于是就让他直接上来找我看了。

本来治呃逆用针灸的方法是非常理想的，不过由于患者刚刚才扎完针，再扎就不太愿意了。我想了一下，告诉他用按摩方法也能治，李总听了点头表示同意。于是我让他坐好，自己站到他面前，用双手拇指点按、压迫他两边眉毛内侧边缘凹陷处的攒竹穴，力量由轻至重，直到产生局部酸麻胀等感觉，等患者适应以后再逐渐增加强度。约两分钟后，只见他的呃逆已开始减少，我再让他同时做深吸气动作，吸足一口气，然后屏气10～15秒，之后再吐气。吐气时我同时松开双手拇指，停止按压攒竹穴，等他深吸气及屏气时再重新按压。这样反复操作了四五次后，李总的呃逆就基本停止了，我让他休息几分钟，自己则开始收拾东西准备下班。10分钟后，我收拾好了，李总的呃逆也没有再出现，我告诉他可以回家了，如果还有复发，就按照我这样的操作自己进行，李总很高兴地答应了。后面几天，我没有再见过李总，却有另外一位患者来找我，说是李总的下属，李总当天治疗后打嗝再没有复发，在单位里还大力宣传我的医术高明，所以他才会专程前来就医。

中医学认为，呃逆是由胃气上逆动膈而致，西医称膈肌痉挛。西医学认为呃逆是膈肌和肋间肌等辅助呼吸肌阵发性随意挛缩，声门闭锁，空气迅速流入气管内，发出特征性的声音。从进化学的角度看，呃逆是一种反射活动，和呕吐反射、咳嗽反射本来均属于人体的正常反射途径，但随着人体的进化，呃逆反射渐渐退化，一般情况下均不会出现。但在某些病理情况下，这个原本退化的反射又会重新兴奋起来，导致频繁打嗝症状的出现。

"攒竹穴"为临床上治疗呃逆的常用有效穴位，有效率一般能在80%以上。它为足太阳膀胱的经穴，足太阳膀胱经挟背，与膈、脾、胃相连，因此按压此穴，就有宽膈降逆止呃之效。

而从西医学看来，呃逆本是一种神经反射，只要有方法能够干扰、打断这个神经反射，使这个反射活动中断，就能使呃逆消失。比如我们一般用的喝口水、咽口馒头，或做些其他事分散下精神等方法，对于不少轻微的呃逆确有疗效，其原理就是干扰、打断了呃逆神经反射。攒竹穴所处的皮肤中布有额神经内侧支，当刺激攒竹穴时，通过神经可直接兴奋大脑皮层的高级中枢，干扰、打断呃逆神经反射，从而达到治呃逆的效果。

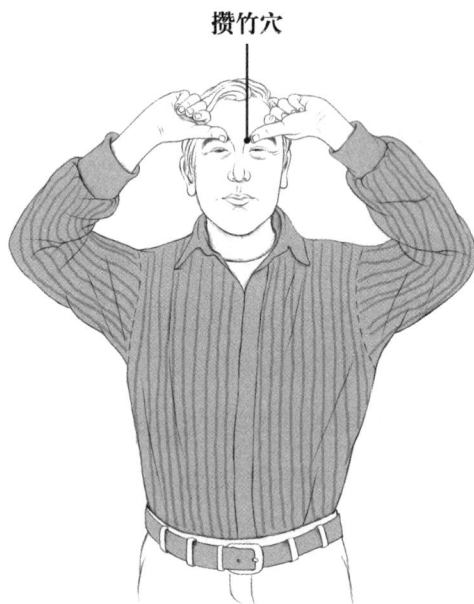

攒竹穴

打嗝不止好尴尬，按两侧攒竹穴，配合深呼吸，反复几次就能消除

至于深吸气屏气法，也有其治疗原理。从中医学来说，呃逆是气机上逆，而深吸气屏气，本身就是一种调气方法，自然能够治疗气机上逆之病。

现代医学证实，屏气10～15秒，体内的二氧化碳含量就会增高，令脑部的呼吸中枢兴奋起来，从而干扰甚至阻断呃逆神经反射。这种方法在西医临床上经常用到，比如在某些疾病的手术中，患者常出现呃逆，影响手术进程，甚至不得不放弃手术。此时，有一种方法叫作重复吸入自体二氧化碳法，其操作就是用面罩紧密罩住患者口鼻部，令患者深吸气、慢呼气，从而提高患者体内的二氧化碳含量，一般均可使患者的呃逆迅速停止，从而使手术顺利进行下去。

49

尿频了，别急，有的是对治妙方

> **症状：**肾阳虚引起的尿频。
>
> **偏方：**购买中成药"缩泉丸"，按说明书剂量服用。或取乌药、益智仁、山药各10克，三碗水煎至一碗水服用，每日一剂，每日一次，连服一个月为一个疗程。

对不少老人家来说，尿频的确是个伤脑筋的事情。三年前，70岁的罗大爷就发现自己上洗手间的次数多了。尤其天气不好，气温较低时，几乎每隔一个小时，就要上一次洗手间。晚上更是要起来好几次，而且气温越低，这种情况似乎就会越严重。罗大爷年轻时当过兵，战友们主要都住在北方，多次邀请他冬天去聚聚，一起赏赏雪，喝喝酒，但因为这个尿频的毛病，罗大爷根本不敢前往。

刚开始罗大爷觉得这是年纪大的自然现象，但年年如此，到底是影响到了精神状态。最后还是家人拉着罗大爷去医院做检查。经过了几次检查，排除了前列腺增生、糖尿病、肾衰竭等疾病，最后还是确定不了病因。家人还想再给老人家多做几项体检，但罗大爷已经厌倦了不断做检查，就想来找中医看看，经人介绍找到了我。

我接诊罗大爷时，摸他的脉象，发现肾脉很是虚弱，再追问他全身的症状，发现原来罗大爷除了尿频外，还经常有腰部酸软酸痛、膝关节怕冷酸痛、全身怕冷的症状，这些都提示患者有肾阳虚的征象。此外，罗大爷这些症状都与气温有关，温度一低，各种症状都会一起加重或诱发，这显然更加支持肾阳不足、不能温暖全身的判断了。

病因找到了，药方就容易开了，我写了三味药：乌药、益智仁、山药各10克，三碗水煎至一碗水，每日一剂，连服一个月为一个疗程。或将三味药等份研细末，每次5克，用水冲服，同样是每日一次，一个月为一疗程。

这个方子有个名字叫"缩泉丸"，最早记载于宋代陈自明撰写的《妇人良方》。"缩"，有减缩收敛之意；"泉"，原指水泉，此处则指尿液。缩泉丸的功效简单来说，就是"补肾缩尿"。

中医认为，肾主水，人体的排尿功能与其相关。肾为什么能够影响排尿呢？因为肾与膀胱是互相络属，互为表里的。小便的排泄与储留，全靠膀胱气化所司约，而膀胱要靠肾阳的温养，才能气化津液和司开阖以约束尿液。肾气充足，温煦膀胱，人体水液就会正常代谢。但现在患者肾阳不足，中气下陷，膀胱失约，就会导致膀胱气化制约功能失调，从而引起多尿的毛病。方中乌药温肾散寒，益智仁温补肾阳，配以山药，共奏补肾固精，温肾缩尿之功。服用本方，能使肾虚得补，精气益固，寒气温散，遗尿自止，好像泉水缩敛一般，效果非常好。

现代药理学实验发现，老年人肾阳虚可能与肾上腺萎缩有密切关系。肾上腺分泌的激素能够促进肾脏对尿液中多余的水分进行重新吸收。当肾上腺萎缩时，分泌激素减少，肾脏重吸收尿液中水分的能力下降，排出的尿液就会比正常人明显增多。而药理学实验发现，缩泉丸能够改善肾上腺萎缩的情况，这可能是它治疗老年尿频的部分原理。

罗大爷回去后按照我的要求，连服了一个月左右，回来复诊时告诉我效果确实有，夜尿已经减至1～2次，白天可在三四个小时后才上一次厕所。我让他再服一个疗程，尿频的问题基本解决了。最后一次见到他时，罗大爷正准备收拾行李，前往北方找他的战友一起看冰灯呢。

其实缩泉丸以前在药房里可以轻松找到，但可能因为利润太低，现在已经不容易买到了，医院里也没有这个药开，所以我才不得不开方来给罗大爷使用。读者如能找到这个成药，不妨直接服用成药，更为方便。

50

"神龙摆尾"常锻炼，不怕尿失禁

症状：尿失禁。

偏方：取站姿，用意念想着尾椎部，缩紧小腹肌肉，同时尾椎及臀部向前上方收缩上翘，还要想着尾椎旁的肛门收缩；维持数秒后，渐渐放松还原；再用意念想着尾椎部，将小腹肌肉向内缩紧，同时尾椎及臀部向后向上翘，并将尾椎旁的肛门收缩；维持数秒后，小腹和尾椎、臀部都逐渐放松还原。重复这一动作30次。每天进行3次。

读中学的时候，有一天妈妈打麻将回来，不住地一个人发笑。我问怎么回事，妈妈说她今天和单位同事打麻将，有位老大妈平常很喜欢搓麻将，但手气不佳，总是输，今天她终于吃了一回大和，赢了好多，乐得哈哈大笑，谁知竟然把尿也笑了出来，所以她才会一想起来就发笑。当时我听了这事只是当作一个玩笑，直到从医之后，才发现原来不少老人家的确有尿失禁的问题。

老人家为什么容易尿失禁呢？最常见的原因就是年龄增大，盆底肌肉功能退化，这叫作压力性尿失禁。一些在盆腔位置开过刀的患者，更容易有这个问题。

刘阿姨就是这样的一位患者，她50多岁，曾经做过子宫全切术，半年之后就出现了尿失禁的症状，还伴有潮热汗出、腰酸、口干、大便无力的症状。后来情况越来越严重，稍微劳累、咳嗽，小便就会溢出，严重影响到日常的活动。她吃过一些中药、西药，但效果都不理想，正好她朋友是我的患者，就过来找我看病。

她一来，就说出了她的烦恼。原来她认为自己的尿失禁是由于开刀引起的，后悔不该做那个手术。我就安慰她，正常老年人还有两三成有尿失禁情况呢。之前的手术肯定是必要的，只是可能由于开过刀，加速了盆底肌肉的退化而已。

刘阿姨听我这么说，心情平和下来，问我该怎么治疗。我告诉她其实方法并不复杂，但需要她自己主动配合，积极锻炼一段时间。刘阿姨说只要能治病，怎么苦都不怕，于是我就教了她一个"神龙摆尾"的方法，具体是这样做的：

首先取定一个姿势，以站姿为最佳，用意念想着尾椎部，然后小腹肌肉逐渐向内缩紧，同时尾椎及臀部向前上方收缩上翘，还要想着尾椎旁的肛门收缩；维持数秒后，渐渐放松还原；再用意念想着尾椎部，将小腹肌肉向内缩紧，同时尾椎及臀部向后向上翘，并将尾椎旁的肛门收缩；维持几秒后，小腹和尾椎、臀部都逐渐放松还原。重复这一动作30下。每天进行3次。这个方法由于将尾龙骨（尾椎）前后摇动，所以有个名字叫作"神龙摆尾"，很好听。

当然，如果只是名字好听，那只是假把戏，关键得有真疗效。神龙摆尾这个方法，其本质就是在进行盆底肌肉的功能锻炼，通过强化训练盆底肌肉，从而达到治疗效果。这个思路是全世界医疗专家都公认的。而从中医角度看，尿失禁需要从肾经去论治，而尾椎附近正好有肾经的经络通过，而且人体最重要的任督二脉的起点，也在这个区域，因此反复做这个神龙摆尾，就能达到补肾、调补任督之效。

我还告诉刘阿姨，同时配合穴位按摩法，效果会更好。一般的按摩位置有两处：

1.按摩肾俞、太溪穴，每穴按摩5～10分钟，每日至少一次。

2.按摩尾椎，注意应深按至骨面，按到有酸麻胀感最佳，每次10分钟，每天三次。

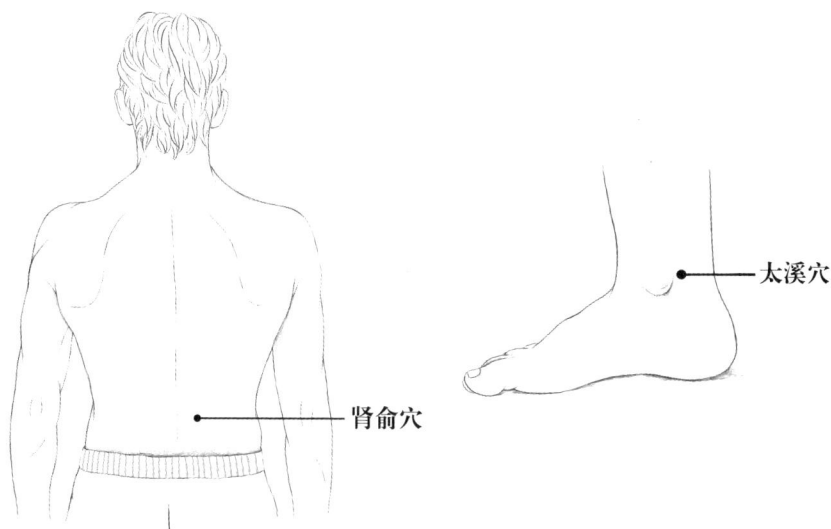

太溪穴

肾俞穴

肾俞和太溪均为调补肾经的重要穴位

肾俞和太溪均为调补肾经的重要穴位，中医认为老年女性的尿失禁主要与肾虚不能固摄尿液有关，所以需要按摩这两个穴位进行补肾治疗。而按摩尾椎，实际上就是刺激尾椎骨旁边的盆底肌群神经，使之重新兴奋，增强盆底肌群的功能。另外，如果同时配合服用肾气丸，效果会进一步提高。

刘阿姨按我讲的方法锻炼了一个多月，尿失禁的症状就改善了。轻微咳嗽时，小便已经不会再溢出了。她坚持练习了三个多月，尿失禁症状就彻底消失了，可以放心大胆地用力咳嗽和大笑，不用再担心出现问题了。

51

治疗便秘，按支沟穴效果佳

症状：便秘。

偏方：每天选一个固定时间上厕所，尝试排便前，用拇指分别按压双
侧支沟穴。按摩时，由轻到重，按摩指压处有酸麻胀痛感。
反应灵敏者，10~15分钟后即感肠蠕动开始加强，有便意产
生，则尝试排便。如不成功，则第二天再行尝试。10次为一
疗程。

大便通畅对于某些年轻人来说，尚且"心有余而力不足"，对于一个中老年
人来说，更是充满无力感。我接诊过的一个老患者林大妈，便秘有七八年了，一
般是四五天才大解一次，大解时很费劲，在马桶上坐半小时才算慢慢拉出来，实
在排不出便，还得靠开塞露来帮忙。

今年年初，林大妈因为两个星期没排便，难受得很，还到医院里洗了肠。
洗完肠后大便仍然难排，最后只好一点一点抠出来，抠到后来不小心损伤了直
肠黏膜，还流了血，她的儿女们看了很是心疼。她女儿在我这里看过病，于是

185

就带她来找我，看有没有什么办法能解决长期便秘的问题。

我询问了一下，得知患者为治这个便秘，花费了不少功夫。比如平时注意多吃蔬菜和水果，注意经常运动，注意定期揉肚子，还坚持吃过一段时间的通便药。但后来别人告诉她通便药长期服用会产生依赖性，一旦停用反而会加重便秘，于是她就没再吃了。

鉴于患者便秘病程很久，估计难以一下改变，于是我教她一个偏方回家试用一下。首先，每天选择一个固定的时间，例如清晨或晚上进厕所蹲马桶，尝试排便。这是为了让患者渐渐养成一个排便的固定习惯，以纠正以往长期排便无时间规律的情况。尝试排便前，用拇指分别按压双侧支沟穴，由轻到重，按摩指压处有酸麻胀痛感。反应灵敏者，10～15分钟后即感肠蠕动开始加强，有便意产生，则尝试排便。如不成功，则第二天再行尝试。10次为一疗程。

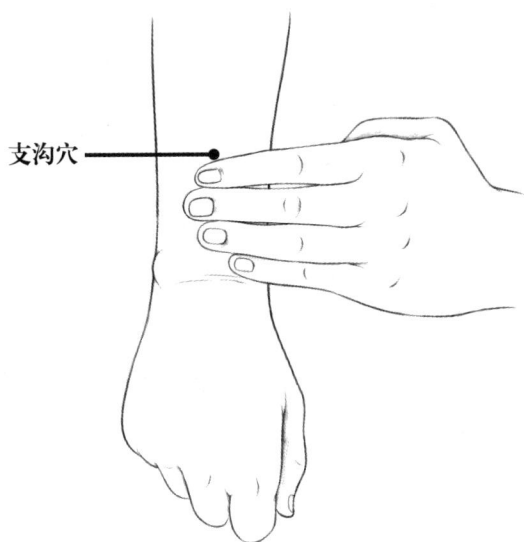

支沟穴

遇到便秘痛苦，试着在排便前按按支沟穴，效果非常好两周后，林大妈来复诊。她说按这个方法按摩四天后，就已经成功排便了一次。这两周天天都自己按摩支沟穴，共排便四次，情况比以前好转了不少。我嘱咐她继续进行。两周后她再复诊，说已经可以每1~2天大便一次，感觉真是舒畅。

老年人便秘，如果排除药物性、食物性或如肠癌等器质性病变原因的话，一般是脏腑功能亏虚，肠道蠕动减慢所致。那么按支沟穴为什么能治疗便秘呢？

支沟穴位于腕背横纹上3寸，尺骨与桡骨之间的中线上。这个穴治疗便秘有悠久的历史，早在针灸名典《玉龙歌》中就有记载："大便闭结不能通……更把支沟来泻动，方知妙穴有神功。"中医认为便秘病因虽然复杂，但总由大肠传导失职而致，同时与肺、脾、胃、肝、肾等脏腑功能失调均可能相关。肺居上焦，主一身之气，与大肠互为表里，肺气正常，大肠传导就会变得有序，如果失常，大肠的传导功能就会出现问题，排便就会有困难。脾胃居于中焦，是气机升降之枢，关乎全身气机的调畅，脾之升运对大肠吸收食物残渣中的水分很有帮助，胃气的通降也有利于大肠对糟粕的排泄。如果脾胃出现了问题，饮食就会停滞在中焦，壅塞胃肠。肝居下焦，主疏泄。如果肝失疏泄，则木郁土壅，糟粕就会停留在体内。肾主管二便，主要通过肾气的蒸化和固摄来主管二便的排泄。由此可见，大肠传导的正常，是与五脏气机关系甚大的。

为什么按摩支沟穴就能调节五脏气机呢？因为支沟穴是手少阳三焦经的腧穴，具有调节上焦、中焦、下焦的三焦脏腑功能的功效。通过调理三焦气机，就能调节大肠功能，大便自然就通畅了。

从现代医学上说，支沟穴缓解便秘的机制还不清楚。但临床研究表明，这个办法还是很有效果的，有效率最高可达八九成。读者在面对便秘时，如果其他常规方法效果不佳的话，不妨试一下这个方案，往往可取得意想不到的效果。

52

常常扯耳朵，胸闷就减轻了

症状：胸闷，心脏不适。

偏方：两手分别轻捏双耳的耳垂，再搓摩至发红发热。然后揪住耳垂向下拉，再放手让耳垂弹回，连做20下。把食指伸入耳窝，来回转动地掏，尽量使手指接触到耳窝的任何一个部位。每次掏约5分钟，至耳窝发热为止。双手掌心摩擦发热后，先按摩耳朵正面5次，再将耳朵反折，按摩耳朵背面5次。以上动作每天进行一次。

我去过一个社区做义诊活动，有一位60多岁的老人家问我，他平时身体挺好，就是偶尔会感到胸闷或心脏不适，时间也不长，大概十几秒，频率也不高，这属不属于心脏病呢？我当时跟他说，胸闷只是一种症状，要判断是什么毛病，必须来医院进行详细检查。

过了几天，老人家就和家人一起到我们医院做体检来了。检查结果显示老人家冠状动脉轻微粥样硬化，主治医师就为老人家开了一些药，嘱咐他回去安心服药。

老人家的家人不太放心，又找到我咨询。我肯定了他们的做法，老人家一旦发现心脏有不适，就要尽快到医院接受规范检查和治疗。现在老人家的情况和我估计的差不多，只是老年人常见的轻微冠状动脉粥样硬化，医生开了药让他坚持服用。但老人家还是有些放心不下，又专门找我询问，问我只吃那些药管不管用，会不会恶化。我看了医生给他开的药方，告诉他这都是很规范的用药方案，疗效是肯定的。我还教给了他一个自我保健的"扯耳朵"方法，以加强疗效。

1. 搓弹耳垂：两手分别轻捏双耳的耳垂，再搓摩至发红发热。然后揪住耳垂向下拉，再放手让耳垂弹回，连做20下。

2. 掏耳窝：把食指伸入耳窝，来回转动地掏，尽量使手指接触到耳窝的任何一个部位。每次掏约5分钟，至耳窝发热为止。注意掏耳窝之前，要先剪指甲，以免划伤皮肤。（注意，耳窝不是耳道，而是指耳道外面的区域）

3. 全耳按摩：双手掌心摩擦发热后，先按摩耳朵正面5次，再将耳朵反折，按摩耳朵背面5次。以上动作每天进行一次。

老人家听完比较疑惑，说这不是小孩子在玩耳朵吗？我笑着摆摆手，说这可是对心脏有益的保健方法呢。

中医认为，耳朵与心脏有密切的联系，早在《素问·金匮真言论篇》里就记载道："南方赤色，入通于心，开窍于耳。"意思是心的形态功能和耳的形态功能密切相关，故后世有"耳为心之司"的观点。另外，耳朵与人体经脉有着十分密切的联系，十二经脉都直接或间接地经过耳朵，所以有"耳者，宗脉之所聚也"的说法。因此，心脏有病时，往往在耳部有一定的反映。

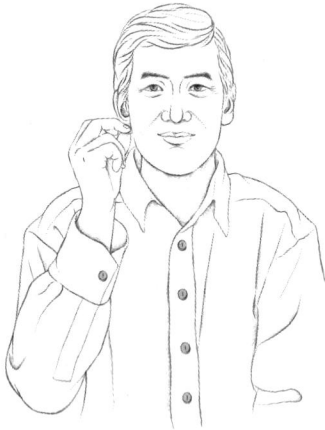

捏耳垂

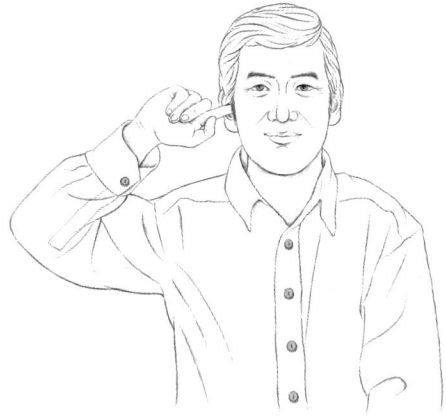

掏耳窝

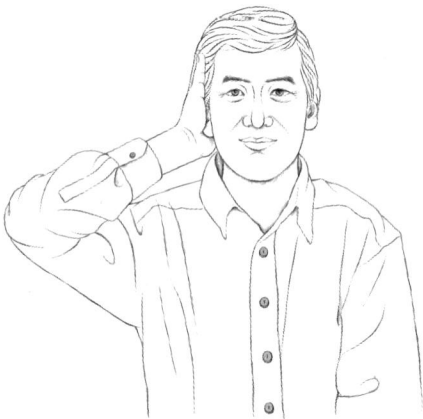

按摩耳朵正面

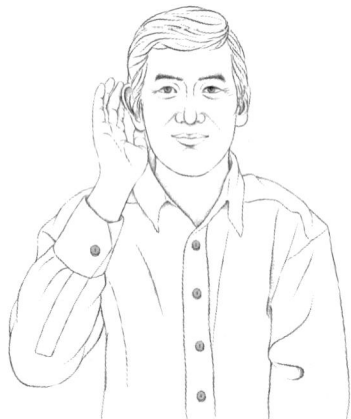

按摩耳朵背面

胸闷难受，可以做这套按摩耳朵的保健操，每天一次效果好

现代医学近年也发现心脏与耳确实存着联系。20世纪70年代，弗兰克（Frank）医生在《新英格兰医学》杂志上发表论文，认为冠心病患者往往会在耳垂处出现一些皱纹。后面又有许多西医学家进行了验证，发现确实如此，并认为大概有80%以上的冠心病患者会在耳垂上表现出皱纹，并将其命名为"耳垂冠状沟"。目前西医认为这是因为耳垂局部的血管较为丰富，冠心病患者冠状动脉发生硬化时，虽然病变以冠状动脉为主，但不仅局限于此，耳垂的细血管也因硬化而出现血液循环障碍，导致局部皮肤及组织衰老，使耳垂的胶原纤维、弹性纤维等退化、萎缩甚至断裂，从而形成耳垂皱纹。应该说这个解释并不太理想，随便举个反例：像手指、脚趾这些地方一样血管分布密集，为什么这里不会出现皱纹呢？但不管怎么样，耳朵与心脏有关系，这个中医理论的观点，毕竟也已经被西医学所承认了。

既然耳朵与心脏确有联系，那么在耳朵处刺激，就应该对心脏有益。现代关于耳穴的研究也证实了这一点，发现耳穴能够良性调节血流动力学改变、提高患者抗氧化酶的活性、抑制脂质过氧化反应、调节血脂等，从而达到一定程度的调节血压、改善心血管功能、缓解胸闷和心脏不适等效果。

老人听完后很是信服。后来他一直坚持服药，并每天扯耳朵，现在都快70岁了，心脏还一直很健康，没有再出现胸闷不适的症状，血压也挺稳定。每年去医院体检，体检医生都会啧啧称赞他身体很棒。

53

涂点清凉油，痔疮肿痛快快消

> **症状：** 便血、肛门疼痛等。
>
> **偏方：** 将肛门洗净，取适量的清凉油涂抹在凸出来的痔疮患处，每日
> 用药2～3次。

有一年，我参加了一个旅行团去四川旅游，认识了团友穆大叔夫妻。穆大叔59岁，工作很轻闲，这次就和夫人出来走走。聊起来才知道他原来也毕业于我上的中学，说起来还是我很老很老的老校友了。

晚上吃完饭，由于旅途劳累，进了旅店我想早早睡觉，谁知才睡了一会儿，迷迷糊糊间就听到有人敲门。原来是穆大叔夫人，她难为情地告诉我，穆大叔患痔疮有几十年了，而且有个特点，吃辛辣的食物就会发病，每次发病后无论用什么药物，都至少要三四天才能控制住病情。

近些年穆大叔很注意忌口，痔疮也一直没发作过。这次来四川，吃饭时他本来也很注意，特地让师傅准备了清淡口味的菜。但席上团友劝他尝尝辣菜，说吃过四川正宗美食才算是不枉此行。穆大叔于是尝了一下，结果被美味吸

引，连试了好几盘菜，最后还是给夫人劝住的。这回过了嘴瘾，到晚上就尝到苦头，痔疮又发作了，屁眼凸出来一块东西，睡着、坐着都很是难受，但他又没有带痔疮药，住的酒店偏僻，周围也没有药店。于是就来找我，看有没有办法。

我也犯了愁，我虽然出门带了些药，但只是些感冒药、清凉油之类的防感冒、防蚊虫叮咬的旅行用药，这痔疮药可没有准备。想了一下，我有了主意，告诉穆夫人，可以用清凉油来治痔疮，具体是将肛门洗净，取适量的清凉油涂抹在凸出来的痔疮患处，每日用药2～3次。

第二天见到穆大叔，他告诉我，清凉油那个方法还真灵，他昨晚抹了一次，肛门处就不痛了，可以安然入睡。今天早上起来，痔疮小了一半，我让他再继续使用。第三天他告诉我，痔疮已经完全好了。只是后来在旅行期间，穆大叔格外注意，再也不敢吃辛辣食物了。

痔疮本质上其实就是一团曲张的静脉血管而已。从中医看来，属于"气滞血瘀"，所以在治疗上，一般的治疗原则就是活血化瘀，促进血液循环。比如"温水坐浴法"，就是通过热疗，促进肛周的血液流动，使局部积聚的血液尽快排走，痔疮自然就能治好。此外，还有花椒水坐浴和韭菜水坐浴法，和温水坐浴疗法原理相似，只是更胜一筹，因为花椒、韭菜等均有消肿止痛之功效，对于痔疮发作时的局部肿痛症状非常适合。

不过坐浴的方法操作起来稍显复杂，如果条件不允许，可以使用清凉油这个更为简单的方法。清凉油的主要成分为薄荷油、樟脑油等，其主要药理作用为清热解毒、温通、消肿镇痛。其中薄荷油有扩张皮肤毛细血管之效，一涂到皮肤上就能产生清凉感，且有一定的消炎止痛之效；樟脑油具有散肿、活血作用。平常我们被蚊虫叮咬，皮肤上起个肿块，用清凉油涂一下很快就能消肿止痛，这个常识大家基本都知道，但屁股上的痔疮肿块，用清凉油外涂同样有效，这个可能很多人就不太了解了。

54

灯芯草灸一灸，带状疱疹也能治

症状：带状疱疹（缠腰火丹）。

偏方：选取皮肤部位水疱丘疹群的上、下、左、右、中间，共五处穴位的正常皮肤，用碘酒消毒后，取一根灯芯草，头上蘸少许植物油（用菜油最佳），点燃后，垂直对准选准皮肤处迅速按下，将灯芯草的火在皮肤上按熄，动作要迅速，按熄时可听到"啪"的声响。共灸五穴。每天治疗一次，3～5天为一疗程。

有一年冬天，我中学时代的老师到北方旅游，回来后感到右胁处很痒，接着就开始慢慢疼痛起来。过了几天后，右胁部出现了巴掌大的豆样簇状红色丘疹和水疱，疱壁光亮，周围有红晕，灼热感，疼痛剧烈，睡眠也大受影响，老师不得不自己吃止痛药、安眠药来应急处理。老师很担心，连忙来找我想办法。

我一看就告诉老师，他患上了带状疱疹，也就是民间常说的"蛇串疮"和

"蜘蛛疮"。这个病是带状疱疹病毒侵犯周围神经所导致的，好发于中老年人身上，如果是免疫功能比较差的老人，发病率更是比正常人高出50～100倍。老师也有60多岁了，应该是体质本身就差，外出旅游时又受了风寒，导致病毒乘虚而入发病的。

看着老师一脸苦色，我安慰他不用担心，带状疱疹这个病我还是比较熟悉的，而且中医学也有不少行之有效的办法，往往能够立竿见影，接着我动手给他治疗起来。

首先，选取皮肤部位水疱丘疹群的上、下、左、右、中间共五处穴位的正常皮肤，用碘酒消毒后，取一根灯芯草，头上蘸少许植物油（用菜油最佳），点燃后，垂直对准选准皮肤处迅速按下，将灯芯草的火在皮肤上按熄，按熄时可听到"啪"的声响。共灸五穴，每穴灸三至五下。

在身上按熄火头，看上去比较可怕，但实际操作起来，老师并没有太多不适。这是因为带状疱疹本身痛感就比较强烈，按熄时可能产生的疼痛与之比较是微不足道的。而且我的动作比较迅速和熟练，更是将痛感降到最低。给老师治疗完后，我问他感觉怎么样，老师惊喜地说疼痛明显减轻了，我又给他开了点药回去服用，让他明天再来找我治疗。

第二天见到老师时，他告诉我昨天回去后疼痛都不太明显，晚上虽然还有疼痛，但痛楚已经明显减轻了，没吃止痛药、安眠药，也睡了个好觉。我又给他治了一次，第三天再见到老师时，只见他身上原来的水疱已经干瘪，甚至开始结痂，而且已经完全没有疼痛感了。老师很惊讶，说这不起眼的"啪啪啪"灸几下，就能这么快治好病，真是想不到。

我说这并不奇怪，我这次只是给他用了灯芯草灸法，其实还可以使用隔蒜灸和隔姜灸的方法，效果同样也很好。这两个方法操作起来稍微复杂些，如隔蒜灸，需要将独头大蒜切约0.3～0.4厘米厚的薄片，薄片用粗针刺三至五个小孔，然后将蒜片放在皮肤部位水疱丘疹群的上、下、左、右、中间（注意先对局部皮肤进行酒精或碘酒消毒）。然后用一根艾条灸，点燃后，在每个蒜片上面进行悬灸，令点燃的艾灸头离姜片隔数厘米，具体距离灵活调整，应令局部皮肤感觉热，但不烫为度，每个蒜片处灸5分钟，共灸约25分钟，每天一次，一般5次左右就能治愈了。隔姜灸与隔蒜灸类似，只是把蒜片换成姜片而已。

灯芯草灸、隔姜灸、隔蒜灸，这些都属于中医的艾灸疗法。中医认为带状疱疹是因为正气不足，感受湿热毒邪，或因情志内伤，肝胆火盛，或因脾胃湿热等，致湿热毒邪郁于肌肤而发病的。而艾灸可补人体正气、阳气，并可借温热之力促使体内郁积的湿热通过体表排出。现代医学研究则发现，艾叶具有消毒作用，对各种致病菌、病毒均有一定的抑制作用。而且艾灸的热效应能加快局部血液循环，自然能促进免疫细胞向病患处聚集，迅速杀灭病毒，促使疱疹消退、干燥，加快疱液吸收。而生姜、大蒜本身就有杀菌、杀病毒效果，与艾灸相配合效果自然能更上一层楼。

不过，应该客观地说，目前对艾灸治疗带状疱疹的机制研究得还不是很清楚。但多项针对带状疱疹的临床研究结果发现，将艾灸与西药的抗带状疱疹病毒药对比，艾灸的效果要优于抗病毒药物，尤其在疼痛控制方面，一般均认为灸法会明显胜出。

读者在碰到带状疱疹困扰时，不妨自行按照本文介绍的方法进行艾灸治疗。这几个方法中灯芯草灸法花费时间最短，但有些人可能会觉得它操作起来有些不好掌握，那就可以使用隔姜灸、隔蒜灸方法，只是花费的时间更长，需要多费些精力。

55

脾胃虚寒惹来慢性皮疹，吃点附子理中丸就好

> **症状**：脾胃虚寒导致的慢性荨麻疹、慢性湿疹等皮疹疾病。
>
> **偏方**：每日服2～3次附子理中丸，服用剂量参考说明书，一周为一疗程。

脾为后天之本，年纪大的人，一般会有脾胃虚的毛病，不过要注意，脾胃虚并不是只会导致胃口差，吃饭不香，还能引起慢性皮肤病。

有一次，朋友推荐他的领导来我门诊看病。这位患者50多岁，最近几个月不知怎的，手臂、后背、前胸、大腿等地方都常常无缘无故地会出皮疹，奇痒难当。这个疹子长得也有些规律，一般是在刮风、降温、下雨时会冒出来，吃寒凉性的食物也经常会诱发，比如他有一次吃了雪糕后，当天晚上就发作得很严重。患者去看过西医，医生告诉他这是慢性荨麻疹，给他开了抗过敏药。但这抗过敏药只在皮疹发作时吃才好使，却解决不了预防发作的问题。后来朋友提醒他应该看看中医调理调理，他就来找我了。

看病的当天，这位领导正好皮疹又发作了，来之前已经吃了抗过敏药，

痒是压下去了，背上的皮疹还没完全消散。我让他掀开衣服看看，只见他的皮疹并不像一般情况下那么鲜红，而是以淡红或浅白色为主。再询问患者，得知他除了皮疹的毛病，胃肠也不大好，胃部经常会隐隐作痛，嘴巴淡淡的没有味道，食欲不佳，大便稀烂不成形。听他说到这里，我心里面大概有谱了，再给他把把脉，就直接开出了处方，这是一个很便宜的中成药——附子理中丸，告诉他每日服用2～3次，一周为一个疗程。

半小时后，这位患者又转回头来找我，原来他拿到药后，研究了一下药品说明书，发现上面写这个药主要是治腹泻拉肚子，没有注明能够治疗皮疹瘙痒，他越想越不踏实，就专门跑回来问个明白。

我跟他解释，中医治病讲究的是辨证论治，是针对他整体情况来处方治疗，而不是哪里有病就治哪里。像他虽然得的是皮肤病，但从中医看来，却属于脾胃虚寒。比如他的胃痛、口淡、胃口差、大便稀烂，这些都是脾胃虚弱的表现，而他的皮疹颜色淡，遇寒冷时容易诱发，这两个都是"体寒"的特征。按中医的认识，脾胃是后天之本，脾胃虚寒自然就会导致人体正气不足，风邪就容易入侵皮肤，郁结肌肤就容易反复发作皮疹了。

附子理中丸是中药方剂中温中健脾的典型代表，是《伤寒论》之理中丸加附子而成。虽然它的说明书里没有注明能够治皮疹，但这个药是针对患者的病根来治疗，相信肯定会有效果。

这位患者听了我的解释，半信半疑地回去了。几个星期后的一天，他突然挂号来看我，说上次回去后，他一直在服用附子理中丸，想不到效果还真不错，最近一直都没见皮疹复发过，而且胃肠的症状也基本不见了，问我还需不需要继续吃药。我给他把了脉，发现脾胃脉已经很有力，就告诉他可以停用了。后来这位患者和我成了朋友，到现在几年交往下来，他的皮肤病再也没有复发过。

通过养脾胃来治疗慢性皮疹，这个思维中医已经应用了上千年，虽然机理较难用现代的机制来解释，但近年来西医学也开始有同样的认识。因为现代研究发现，许多慢性皮疹的患者在胃部可发现有幽门螺旋杆菌感染，而幽门螺旋杆菌可能导致人体的免疫系统产生抗体，引起免疫功能的紊乱，最终导致皮肤处反复出现皮疹、瘙痒症状。所以近年来已有些西医开始提出对于久治不愈的慢性皮疹患者，尤其是伴有纳差、胃痛的患者，建议可在用抗过敏止痒药物的同时，加用抗生素来杀灭幽门螺旋杆菌，达到治愈的效果。这个思路，与中医调脾胃来治慢性皮疹的思路可谓异曲同工。

不过要注意，附子理中丸成分较多，所以不建议用中药煎煮，在市面上购买制好的成药即可。因各厂家生产的剂量可能会各有不同，服用时请参考药品说明书。

56

冬天长冻疮，葱白辣椒酒消除肿痛

> **症状**：冻疮。
>
> **偏方**：将葱白150克洗净，再取干红辣椒300克，共同切碎后，放于玻璃瓶里，加入高浓度白酒1000毫升，密封一周左右即成葱白辣椒酒。患处反复涂抹至局部发热，破溃处需另外使用蛋黄油外涂。每天使用2～3次，连续使用一至两周。

前几年冬天我回老家探亲，顺便帮一些乡亲看看小病。有一位老大爷一见面，二话不说就伸出手来，只见他的双手手背指关节与手掌连接处被冻得又红又肿，有些地方皮肤裂开一道道小口，有血水渗出，有些地方则可见紫红斑块，边界清楚。老大爷说近几年一到冬天手上就会长这些东西，一直到春天才能自愈。在村里的卫生所看过，医生让他用生姜煮水泡手，有些效果，但还是没有办法治愈，非要等到春天才能自己好转。

老大爷手上长的是冬天的常见病——冻疮。冻疮是一种末梢部位局限性炎症性皮肤病，由于寒冷刺激，末梢部位皮肤小动脉痉挛，造成组织缺氧、缺血和细胞损伤坏死，因此会有红肿热痛的表现，严重时可以出现水疱，水疱破溃形成糜烂、溃疡。溃疡愈合后，留有色素沉着或形成各种瘢痕，但愈合过程会奇痒。冻疮还有个特点：复发率很高。民间有俗语"一年生冻疮，年年生冻疮"，说的就是冻疮容易每年都复发的特点。

我告诉老大爷，他用温热性的生姜煮水来泡手，这方法是对的，但看来药效还不够强，应该选温热性更强的药来治，比如辣椒。有个方子是这样配制的：将葱白150克洗净，再取干红辣椒300克，共同切碎后，放于玻璃瓶里，再加入高浓度白酒1000毫升，密封一周左右即成葱白辣椒酒，在冻疮处反复涂抹，直至局部有发热感为止。每天使用2～3次，连续使用一至两周。

不过需要注意的是，如果冻疮已有破溃，那么葱白辣椒酒就只能在破溃处的边缘处涂抹，破溃处的伤口则要另行处理，用蛋黄油是个不错的方法。将熟鸡蛋黄碾碎，置于小锅内，用小火烘烤，至黏稠咖啡色油状液体炼出，每个鸡蛋黄能炼出数毫升的油。冷却后将提炼出的油倒入洁净的玻璃瓶中，放至阴凉处保存。使用时以棉签取少量蛋黄油均匀敷于皮肤冻疮破溃处，每天2～3次，连续使用一至两周。

老大爷当天就配制了葱白辣椒酒，因为心急，只泡了两天，就开始使用，同时配合蛋黄油进行治疗。一个星期后，手上的冻疮已消失大半；不到两周，冻疮就全部长好了。老大爷很高兴。我又嘱咐他，明年入冬前，可以用葱白辣椒酒涂抹手进行预防。今年有亲戚从老家过来，提及老大爷，说他近两年没再长冻疮了，还带了家乡的特产以表感谢。

红辣椒外用，能使皮肤局部血管显著扩张，促进血液循环；葱白早在古代就被认为有发表、通阳、解毒、杀虫之效，现代药理研究证实其有抗菌、镇静、镇痛、保护皮肤的作用。这个方子用于治疗冻疮再合适不过了。

而蛋黄油这个偏方在"很老很老的老偏方"系列书第一册（《很老很老的

老偏方，小病不用慌》，第165页《几个鸡蛋，就能解决乳头皲裂的烦恼》）中曾介绍过，早在北周时期的《集验方》里就讲到过它的疗效，即"治汤火烧疮方"。《本草纲目》中也有这样的记载："鸡子黄气味甘温，俱厚，阴中之阴，故能补形，补阴血，解热毒，炒取油治疮验。"蛋黄营养丰富，富含蛋白质、卵磷脂、维生素、固醇类物质等，炒制成油后，涂在破溃的皮肤伤口处，营养能迅速被皮肤吸收，并形成一层保护膜，可预防感染，因此很快就能让受损的伤口长好。

治疗冻疮除了上述方法，还有一个用茄秆治疗的招数。取秋季结过茄子的剩余茄秆，切成7～8厘米长的段，每次用15段左右，加水2000毫升，浸泡20分钟，再加热煮沸，凉至温热不烫即可。将患有冻疮的手或足浸没于此液中，并局部轻轻按摩，保持恒温，及时添加热水，洗浴浸泡20分钟左右，擦干手足，保暖。耳鼻等其他部位可用浸湿此液的热毛巾反复热敷。每日1～2次，7天为一疗程。

这个方子在《本草纲目》中即有记述，里面写到将茄根、枯茎、叶煮成汤，浸泡冻疮皲裂很有效果。中医认为，茄秆有活血止痛、祛风通络的功效，可用来治疗冻疮。现代药理研究显示茄秆中含有芦丁的成分，具有消炎、止痛、对抗缺血损伤等效果。如果身边能够找到茄秆，折磨人的冻疮很可能就能得到缓解。

57

腋臭的确招人烦，有了生姜不为难

症状： 腋臭。

偏方： 先用热水敷、洗腋窝10～15分钟，再用适量生姜轻擦腋下，至
皮肤轻度充血为度（注意不要太用力，以免伤害皮肤），然后
用3%～4%碘酒涂擦。

腋臭，也叫狐臭。民间传说，得狐臭的人，是因为见过或摸过狐狸，这
当然是无稽之谈。狐臭，医学上也称为汗臭症，它的产生与人体的大汗腺分泌
有关。

人体的皮肤上有数百万个汗腺，其中手掌、足底、面额部等区域分布的是小
汗腺，而腋窝这个私隐的地方，分布的则是大汗腺。有些人的大汗腺功能特别发
达，出汗多，加上腋窝部通风不好，尤其是某些人腋毛浓密，局部透气就更加不
佳，此时腋窝处就容易滋生细菌。细菌作用于大汗腺的分泌物，发酵腐败生成大
量不饱和脂肪酸和氨时，就会散发一种特殊的难闻臭味，狐臭就这样产生了。

腋臭一般发生在年轻人身上，一般认为，在50岁以后，身体各器官不断衰

退，汗腺功能也会萎缩，分泌减少，狐臭就会慢慢减轻甚至消失。但现在人们的生活条件越来越好，越来越注重身体的保养，再加上各种各样的进补，以及食物中可能含有的激素成分等种种原因，临床上也能见到不少中老年的腋臭患者，有些七八十岁的老人，身上的腋臭味依然很严重。

古大伯是门诊的一位老患者，今年刚65岁，一般一个月左右就会来找我看看，测测血压，做做体检，看看自己的身子要不要调养调养。他身体其实挺健康，人看上去红光满面。老人家年轻时去苏联留过学，这个经历使他一直都很注重打扮，每次来见我都穿得衣冠笔挺，身上还能闻到香水的味道，这在中国的老年人中实属少见。后来我问他是不是留学时开始用香水的，老爷子见我提起这事，有点尴尬地说，其实他年轻的时候并不用香水，是因为近几年有了狐臭，腋窝下总是有难闻的气味，尤其是夏天天热时更为明显，这才开始买香水来用的。他去皮肤科看过，医生建议他做手术治疗，他想自己一把年纪了，实在不想动刀子，就没同意，一直这样用了几年香水，也没想过用其他法子来治。

听他这样说，我就向古大伯推荐了一种方法，用生姜加碘酒涂擦：先用热水敷、洗腋窝10～15分钟，再用适量生姜切片轻擦腋下，擦至皮肤轻度充血为度。注意不可用力过大，以免擦伤皮肤。然后再用3%～4%碘酒涂擦，每天1～2次，一般10次左右就有效果了。

古大伯说他的腋毛比较多，于是我叮嘱他回家后就把腋毛刮干净，还向他推荐了一个腋下呼吸操作为辅助治疗的方法。所谓腋下呼吸操，就是通过一系列动作让腋下得到舒展，改善这个地方的透气和循环。具体做法是：站立，双手手指交叉于腹前，手心向上；然后一边抬高手臂，一边使手心反转向前，此时配合用口呼气，手臂尽量高举，眼睛凝视手指，上身可稍向后仰；呼完气闭上嘴巴，用鼻子吸气，恢复到原来的站姿。可以反复多做几遍，坚持早晚挤出一些时间练练。

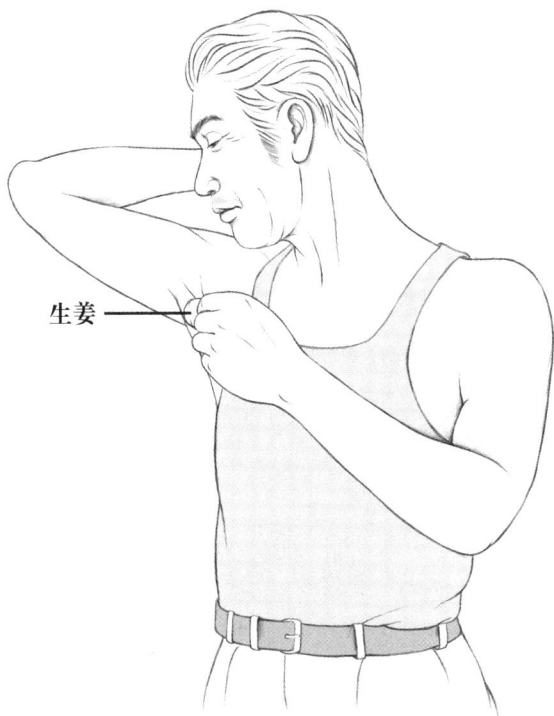

生姜

用生姜擦拭腋下，就能消除腋下异味

　　一个月后，再见到古大伯，没再闻到他身上的香水味。古大伯乐呵呵地告诉我，那个方法还真有效，他试了一个星期，身上就已经没有异味，也不必再用香水掩盖了。他高兴地问我这是不是以后就不会再复发呢？我说这可不能打包票，用生姜擦拭、碘酒外涂能够治狐臭，主要是因为这两样东西均有杀菌效果，能避免腋窝处滋生过多细菌，但它们对于大汗腺，可不保证能够杀灭、清除。我建议古大伯最好每周用上一次，平时注意个人卫生，勤洗澡，勤洗衣，保持腋下干燥舒爽，随着年龄的增大，大汗腺最终会渐渐萎缩，届时狐臭应该就会完全消失了。

除了生姜，其实还有其他几种简单的方法也能对付狐臭，下面再列举两个：

1. 每日取白萝卜半个，洗干净切成薄片放锅内，然后加水炖5分钟，再用文火炖5分钟，取水每天反复洗患处三次，连续洗5～7天。

2. 西红柿汁约50毫升，加等量温水，擦洗腋窝，每周两次。

以上方法的治疗原理是抑制腋窝细菌繁殖，保持局部干燥。像西红柿还有独特的清香，对于狐臭有良好的疗效，有狐臭的朋友们不妨试试，看哪个方法最适合自己。

58

治皮下瘀斑，三七粉疗效好

症状：皮下瘀斑、中老年性紫癜。

偏方：取三七若干，将其研成细末，装入瓶中保存，每次取1克口服，饭后用温开水送服，每天三次。

潘大伯跟我认识很久了，自从我治好了他多年不愈的胃病，他就经常介绍朋友亲戚来找我看病。有一天，他把老伴也带了过来，说让我帮忙看看皮肤问题。

事情是这样的，三年前，潘大伯的老伴小腿上长了一块椭圆形的紫红色瘀斑，她也没在意，以为是普通的擦伤。过了一周之后渐渐消了，但又在手臂上出来一块，等这里的瘀斑快消退时，其他地方又出来几处。潘大伯担心这是什么大病的征兆，急忙劝老伴上医院。

去医院进行了一番检查后，医生告诉潘大伯，他老伴这种病叫作老年性紫癜，是因为年纪大了，动脉硬化，皮下的微细血管壁变脆，所以在日常生活中轻微的碰撞、摩擦，就会导致微血管壁破裂。这些瘀斑就是血液溢出血管而导致的。很多老年人都这样，可以说是一种生理老化现象，没什么办法治疗，只能平常注意，不要做过多体力活，避免对皮肤进行摩擦、碰撞。但潘大伯的老伴喜欢做家务，经常擦擦洗洗，搬搬东西什么的，还喜欢踢毽子，做体育运动，结果这皮下的瘀斑总是消了又长，野火烧不尽，春风吹又生般生生不息。

来我这里看时，只见他老伴脸上的皮肤还挺正常，但手臂、腿脚上，甚至身上，都可以见到多处瘀斑，有些斑颜色深些，有些浅些。潘大伯对我很是信任，问我有没有办法解决他老伴的问题。我告诉潘大伯这个病还真不太好处理，不过有个偏方倒可以试用：取三七若干，将其研成细末，装入瓶中保存，每次取1克口服，饭后用温开水送服，每天三次。

潘大伯问三七是不是田七？我告诉他没错，三七为血证用药，云南白药里的主要成分就是三七。三七在民间称为"止血金不换""止血神药"，止血而不留瘀，被广泛应用于各种出血性疾病的治疗。《本草新编》上说："三七根，止血神药也。无论上、中、下之血，凡有外越者，一味独用亦效，加入于补气补血之中则更神。"《本草纲目》载有："三七近时始出，南人军中用为金疮要药，云有奇功""乃阳明、厥阴血分之药，故能治一切血病"。可见古典医籍对此药治疗血证有极高的评价，认为其特点是"止血又活血，止血不留瘀"。反复出现的皮下瘀斑，是血溢脉外形成的瘀血，治疗起来当然要止血、散瘀，三七显然就非常适用。

现代药理研究证实，三七总皂苷是三七里的主要有效成分，具有抑制动脉硬化的发生、保护血管内皮细胞以及抑制血栓形成等作用。老年性紫癜的本质是动脉硬化后血管壁变脆，因此使用三七也有针对性治疗作用。

潘大伯听了觉得很有道理，就拿了药让老伴回去服用，两周后他和夫人又回来了，告诉我还真有效，瘀斑渐渐减少了。我听了也很高兴，就让她继续坚持服用一段时间。后来潘大伯的夫人持续服用了两个月，瘀斑全部消失，而且没有再发作。潘大伯问我还需不需要再服用，我告诉他可以使用，但每天仅服用一次即可，毕竟老年人最怕的是心脑血管疾病，而三七本身还有活血化瘀之效，常服预防保健也是很不错的。

最后需要提醒的是，中老年人皮下出现的瘀斑，常见原因是上面讲的这种血管因素，但也有可能是血液本身的疾病引起，比如血小板减少的血液病，由于血小板是止血的关键因素，一旦减少，就容易导致反复出血，这种情况下，就不能只靠服三七这个方子来治疗了。因此，建议老人出现皮下瘀斑，首先要找医生看看病因，再决定是否应用此方。

59

猪油拌蜂蜜，远离足跟干裂之痛

症状：足跟干裂。

偏方：取猪油30克煮沸，稍冷却但未凝固时，与70克蜂蜜调匀。使用
前先用热水加少量醋浸泡裂口处约20分钟，再刮去裂口附近的
死皮，将猪油蜂蜜膏涂在裂口处，一般3～7天痊愈。

我有个朋友叫老郑，出生在农村，现在他虽然在广州工作、娶妻生子，但
父母因为干惯了农活，仍然住在农村。在他父母的村子附近有一个著名的温泉
景区，去年冬天，我和几个朋友去泡完温泉后，晚上就去老郑家里吃农家菜。
老郑的父母热情地接待了我们，准备了丰富的菜肴，但在席中，我发现老郑的
母亲在上菜时，走路似乎有些跛脚。出于职业习惯，吃完饭后我专门问郑妈妈
是不是脚有什么毛病。她告诉我没什么大事，就是这两天气温降得很低，脚跟
处裂了几个口子。我让她脱掉袜子看看，果然看见她右脚跟部有几条裂口子，
最长的有3厘米左右，口子还真挺深，可以看到底部有鲜红的血色。郑妈妈告诉
我，她每到冬天特别冷的几天，脚上就会长这种裂口子，不过一般一两个星期

也会自己长好，所以也没太过在意。

我心里想郑妈妈耐受力还真强，这样的裂口子，如果换城里人的脚上长了，肯定早去看医生了，郑妈妈却还是照常干活儿。我告诉她，其实有办法可以让她的裂口子很快长好，不必再受一两周的苦。郑妈妈以为我要让她出去买药，我说不必，所需要的材料在她家里面就有，稍微调制一下就可以了。

我介绍的方法是这样的：

取猪油30克煮沸，稍冷却但未凝固时，与70克蜂蜜调匀。使用前先用热水加少量醋浸泡裂口处约20分钟，再用刀子轻轻刮去裂口附近的死皮，将猪油蜂蜜膏涂在裂口处，如裂口深，则尽量将口子填满。一般3～7天痊愈。

猪油和蜂蜜，对于老郑父母这样的乡村家庭，是很容易找到的配材。当晚我们在老郑家里住宿，就教郑妈妈把这个方子用上了。第二天起床，郑妈妈又给我们准备了香甜可口的早餐，我问起她的脚怎么样，郑妈妈一边给我们上菜，一边大赞我的方子真灵，才过了一晚，脚走起路来就不怎么痛了。当天吃完早餐我们就回城了，后来问起老郑，他告诉我郑妈妈后来总共用了三天的药，裂口就完全长好了。

郑妈妈脚上的裂口子，在医学上叫作手足皲裂。这个病好发于中老年人身上，尤其是在秋冬天容易出现。由于中老年人身体衰老，器官老化，皮下腺体分泌的油脂减少，手足的皮肤缺少油脂滋润，再加上秋冬季气候干燥，皮肤水分容易挥发，就容易出现手足皲裂了。

猪油，又名猪脂、猪膏。中医认为，猪脂有补虚、润燥、解毒功效。内服可治脏腑枯涩、大便不利、燥咳等，外用则能治皲裂、外伤肿胀，且有生发、护肤美白的作用。《本草经集注》上曾记载："猪脂，能悦皮肤，作手膏，不皲裂。"至于蜂蜜，既能润燥，又有抗菌消炎、保护创面、促进细胞再生、促进伤口创面愈合之效。两者合用，就能起到既补充皮肤油脂又促进裂口迅速长好的效果。

另外，要预防秋冬季的手足皲裂，中老年人最好还要注意以下细节：

一是注意好手足保暖，尤其是气温低的时候要穿戴好手套、袜子；二是要减少冷水洗手的次数，少用碱性强的肥皂、药皂洗手，以免进一步减少手足的皮脂数量；三是在气温低时，应注意每天用热水浸泡手脚，以补充皮肤水分，加强血液循环，保证皮脂腺的正常功能。

很老很老的老偏方·家庭疗法速查表

长寿健脑老偏方		
疾病	偏方	索引
头晕头痛	在耻骨骨面下缘寻找压痛明显处，用手指深按，每次均要求深按至骨面，以有胀痛感为宜。每天按摩次数以痛感减轻或消失为准	P3
阿尔茨海默病	①舌尖抵住牙床，在口中顺时针或逆时针地转动，反复搅10次，再上下牙轻叩40次，用口中唾液鼓腮漱口10次，再将唾液缓缓咽下。每天1～3次。②稍微张开嘴，尽量伸出舌头然后缩回，反复做10～20次，再像"蛇吐芯子"那样，把舌体伸出后向左右来回摆动10～20次。上述动作做完后，亦将口中产生的唾液咽下。每天1～3次	P7
抑郁	取尽量多的火罐，自骶尾部至颈部，沿脊柱两侧从下至上依次拔罐。每个火罐先留罐5分钟，观察罐内皮肤颜色，如肤色无特别变化，拔掉此处火罐；如肤色变红或瘀黑，继续留罐5分钟。每次拔完，待罐印消失后，方可行下一次拔罐。每周进行1～2次。4次为一个疗程	P11
偏头痛	取白萝卜一小块切碎、压汁，患者取仰卧位，头向后仰，每次滴鼻孔3～5滴（两个鼻孔都滴），头痛发作时，一般滴入10分钟后可缓解，如无缓解可再滴一次。为预防发作，可连用两周为一疗程，一般使用1～2疗程	P15
长期头昏沉	紧闭双唇，忍气咬牙，把上下牙齿整口紧紧合拢，且用力一紧一松地咬牙切齿，如此反复30次以上，每天进行3次	P18

长寿健脑老偏方

疾病	偏方	索引
中风	将艾条点燃，在双侧足三里、悬钟穴处，距离皮肤3厘米左右施行艾灸，以局部皮肤觉得温暖，又不觉得过烫为度。每穴艾灸约5分钟，每周至少进行2次。如能每日进行，效果更佳	P21
低血压	取一小片西洋参，约拇指头大小，每次含10分钟左右，每天3次，两周为一疗程。或购买市面上出售的西洋参含片，按说明书服用	P25

耳聪目明老偏方

疾病	偏方	索引
眼干	杞菊地黄丸，一次服一丸，每天两次（或遵药品说明书），两个月为一个疗程	P31
老花眼	①热毛巾法，每天洗脸时，把毛巾浸入热水后，稍微拧一下，折起来趁热盖在额头和双眼部。眼睛轻闭，直至毛巾温度降低后再拿开。每天进行2～3次，一个月为一疗程。②使用热毛巾法后，用双手的食指对准太阳穴，中指对准鱼腰穴，无名指对准攒竹穴，闭眼，适当有节奏地施加压力，按压时略带旋转动作，每次按摩5～10分钟。并配合按摩光明穴，每次按摩5～10分钟	P34
迎风流泪	每天按摩承泣穴三次，每次10分钟。并配合艾灸的方法，用艾条熏烤此穴，每穴熏5分钟，每天一次，坚持两个星期	P38
鼻干	①将鱼肝油胶囊打开，将内含的鱼肝油涂抹在鼻腔、嘴唇处，每天一次，7天为一个疗程。②按摩鼻腔对应穴位	P41
耳鸣	①先通过冥想和缓慢的身体运动，令双手有明显的发热、发胀感。②将双掌心对准耳孔，贴紧双耳，呼气时掌心向耳朵下压，吸气抬离，如此反复36下。再用双掌掩盖住双耳，食指、中指、无名指贴在后脑壳处，然后轻轻敲击脑壳，可听到像敲鼓一样的声音。缓慢敲击36下即可	P43

吃好睡好老偏方		
疾病	**偏方**	**索引**
失眠	将黄连、肉桂均磨成粉末，另准备蜂蜜若干，将黄连粉、肉桂粉、蜂蜜按重量比例10：1：10共混调匀成膏状，装瓶密封备用。每晚睡前洗净肚脐，取膏药5克置于脐部，外用胶布固定，次日早晨取下。两周为一疗程，一般连用1～2个疗程	P49
功能性腹胀	厚朴15克，法半夏10克，人参10克，炙甘草10克，鲜生姜15克（拍碎放入），水煎取汤，每日一次	P53
功能性消化不良	法半夏12克，黄芩10克，干姜、党参各9克，黄连3克，大枣10枚，甘草6克。三碗水煎成一碗水，每天一剂，分三次口服，两周为一疗程。法半夏有肾毒性，肾功能不全或有肾脏疾病病史的患者应慎用	P56
五更泻	补骨脂15克、肉豆蔻15克、吴茱萸10克、五味子10克，上述药材加水煎煮，三碗水煎成一碗水，每天晚上服用一次即可。两周为一疗程。另外，也可买四神丸按说明服用	P59
褥疮	先用碘酒冲洗清洁疮面，用无菌棉签蘸取生理盐水擦净疮面及周围皮肤。再用云南白药1～3克，加蜂蜜3.5倍量调成糊状，用棉签蘸糊，涂在患处，外用干净的纱布覆盖一层。最后用胶布固定。每日换药一次	P63
早醒	取一块刮痧板，或一个一元钱硬币（消毒过的），蘸少量清凉油或温热水，先从鱼际穴开始，沿手臂内侧、桡侧的肺经走向刮痧，以刮出局部有痧点为佳，手臂的肺经刮完后，再在锁骨下，沿着锁骨刮痧，刮痧一次待痧点消失后，方可再行第二次刮痧。效果好的话，可一次见效。一般治疗五次为一疗程	P66

吃好睡好老偏方		
疾病	**偏方**	**索引**
三叉神经痛	将白芷、细辛、辛夷花、鸡血藤按照2：2：1：2的比例，洗净、晒干、粉碎、除去残渣和纤维状物后，再混合一份冰片，磨成细粉，置于密封玻璃瓶中，放冰箱冷藏室中保存。使用时用棉签蘸少量此药物，置入患者患侧鼻孔内轻轻吸入即可。每日1～2次，5天为一个疗程	P70
糖尿病胃轻瘫	乌药10克，槟榔10克，沉香5克（后下），党参10克。每日一剂，水煎，分两次早晚温服。两周为一疗程。或采用市面所售的四磨汤口服液，按药物说明书服用	P74
牙齿松动	食盐5克、石膏5克、补骨脂4克、去籽花椒1.5克、白芷1.5克、薄荷1.5克、旱莲草2.5克、防风2.5克、细辛1.5克。以上药一起研成细末，用密封瓶子装好，早上洗脸后用牙刷蘸取适量，用来擦牙，擦3～5次后，频繁漱口，一个月为一疗程，连用1～3个疗程	P77
止咳平喘老偏方		
疾病	**偏方**	**索引**
慢性咽炎	取海带干250克，用水浸泡直到全部涨开，然后用刀切成细丝，放到沸水里烫熟，滤干水放入容器中，加入约100克白糖搅匀腌制，2～3天后可食用。每天吃一小碟，20～30克，一般服用两周为一疗程	P83
老慢支、哮喘引起的反复气喘发作	干蛤蚧1只、大米100克、生姜数片、大枣数枚，可另加适当调味料，蛤蚧洗净用清水浸泡10分钟后，放入锅内，水煎后，再加其余物料煮粥服食	P86
久咳	鸭肫1个、山药30克、薏米30克、大米50克，将鸭肫洗净、切片，再将诸料一起放入锅内，加水煮粥食用。每日一次，两周为一个疗程	P89

止咳平喘老偏方		
疾病	偏方	索引
老慢支	①一手扶住支撑物，挺直身，先向前甩动小腿，使脚尖向前上翘起，然后向后甩，脚尖向后，脚面绷直，腿亦伸直。两条腿轮流甩动20～30次。②扭膝时两足平行靠拢，双膝并拢，屈膝微向下蹲，双手放在膝盖上，顺时针扭动数十次，然后再逆时针扭动。反复三遍，扭完双膝后随意地活动活动肢体，以做放松运动	P92
呼吸道疾病	白芥子、细辛、甘遂、延胡索按4：4：1：1比例共研细末，备用。取药末10克，以新鲜榨取的生姜汁调和成糊状，用勺子取一小勺糊状药物，放在胶布上，贴在背部的双侧肺俞、脾俞、肾俞穴处，一般贴5～10分钟即感发热，可于一小时后，再将胶布、药物拔除，并将皮肤上的残留药物擦净。如果贴药期间感觉穴位处过于发烫，可提前将胶布及药物拔除，以免皮肤烫伤。敷贴24小时内避免感受风寒，不吹风扇，要避免出汗。贴敷期间，禁食生冷、辛辣、荤腥食物，宜清淡饮食	P96
急性咽喉肿痛	①用指甲或手指在双手大拇指的少商穴处反复掐压，令局部出现红晕，甚至瘀斑更佳。②用一根消毒过的针，先在大拇指少商穴处消下毒，轻微刺一下，再局部反复挤压，挤出数滴血液（此法建议在医师指导下进行。）	P100
强腰健腿老偏方		
疾病	偏方	索引
膝关节疼痛	用棉球或棉签蘸满酒精，在患部对侧肘关节的肘横纹区域用一定力量擦拭，一般可擦拭出部分红斑区域。在此红斑区域处一下一下地用手指向深处按压，每下均要求按压至骨膜面，以使局部有胀痛感为宜，每次按摩5～10分钟，坚持一周	P105

	每天临睡前，先用温水泡脚5～10分钟，再擦干，将高度数的白酒加热后，倒一些在手心上，在经常抽筋的部位用力揉搓几分钟，至局部皮肤发红。如平时有饮酒习惯，可再喝半两白酒，然后入睡	P109
腿脚抽筋		
中风后肌强直状态	按摩上肢阳经，即依次按摩手阳明大肠经、手少阳三焦经、手太阳小肠经；再按摩下肢阴经，即依次按摩足厥阴肝经、足太阴脾经、足少阴肾经	P112

强腰健腿老偏方

疾病	偏方	索引
肩周炎	姿势不限，先向前甩手，握拳，向胸前区域屈曲手肘，然后向身体前方把手甩出，同时五指张开，甩至尽头时，再握拳，屈肘收回至胸前区域。如此为一下，反复做100下。再向后甩手，操作基本同上，反复做100下。一般以每天两次为佳	P118
四肢冰凉	当归12克、桂枝9克、芍药9克、细辛1克、通草6克、大枣8枚、炙甘草6克，三碗水煎成一碗饮用。5天为一疗程	P121
足跟痛	取川芎45克，将其研成细末，分成三份，分别装入小布袋内缝好，把药袋放入鞋里，直接与患足痛处接触。每次用一袋，三袋交替使用，换下的药袋晒干后可继续使用。10天为一个疗程	P123
颈椎病	取3～4斤黄豆，黄豆尽量干燥，然后将其装入薄布袋，装满后布袋长度约为50厘米，宽度约20厘米。晚上将枕头置于颈椎后部睡觉	P126
骨质疏松	炙黄芪30克、当归30克、淮牛膝30克、防风15克混合，将黄酒250毫升倒入中药内浸泡1小时后，再将药取出，放水煎煮半小时后即可服用。每日1剂，分两次服，30天为一个疗程	P129
糖尿病周围神经病	黄芪30克、白芍10克、桂枝10克、生姜10克、大枣4枚，水煮服用，每日一剂。药渣再煎煮一次，用于浸泡有症状的手或足部20分钟以上，每日一次，两周为一疗程	P132

强腰健腿老偏方		
疾病	**偏方**	**索引**
手震颤	按摩头皮的舞蹈震颤控制区	P135
水肿	赤小豆50克，鲤鱼1条，一同放入锅内，加适量清水，可加生姜，清炖至赤小豆熟烂，起锅调味即可。也可配米同煮成粥食用。每天一次。轻度水肿者，三天左右就可以消退，病情重者，服用两至三周亦可见效	P138
臀上皮神经卡压综合征	在髂后上棘的压痛点或条索样改变的地方用力深按、揉搓数下，力度越大越好，按完即可感到腰痛改善，每日自行按压三次，直到症状完全消失为止	P141

男科妇科老偏方		
疾病	**偏方**	**索引**
肾虚腰痛	①杜仲30克，猪腰1个。将猪腰与杜仲一起放入碗中，加调味料。将碗放入蒸锅中隔水蒸至猪腰片熟透，去掉杜仲即成，只吃猪腰，7～10天吃一次，一般一个月左右为一疗程。②杜仲50克，白酒或米酒500毫升，将杜仲切碎，放入酒中浸泡，密封，一周后可开始饮用。每日1～2次，每次一小杯（5～10毫升）。一个月为一疗程	P147
前列腺增生	一勺油菜花蜂蜜，温开水冲服，每天两次，一个月为一疗程，可长期服用	P150
肾结石	取玉米须50克左右，加水煮沸后以文火煎15～20分钟，至药液为300毫升左右。再将药液置于磁化杯中（市面上有售），放置数小时后，当茶饮用。300毫升药液饮毕后，还应注意尽量用磁化杯饮用磁化水，每天饮用1500毫升左右。一个月为一疗程。一般应使用1～2个疗程	P153

老年性皮肤瘙痒症	取玉米淀粉500～1000克，盛于两层纱布做成的布袋内，放于浴缸中，待浴水呈乳白色，调节温度至40℃左右，全身（除头部）浸入沐浴泡澡，每日一次，每次30～60分钟，一般5次为一个疗程。另可将玉米淀粉煮糊入袋刷身体局部	P155
阴道炎	维生素C100毫克一片，取三片共300毫克，每晚置入阴道内，7天为一个疗程	P158
女性更年期综合征	①黑豆、核桃等量，共研细末，每次取5克，每日2～3次，冲服。②百合、莲子各10克，共研细末，每次取5克，每日2次，冲服。也可用新鲜百合、莲子，各取20克，煮粥服用，每天一次。③酸枣仁10克、柏子仁10克、珍珠粉10克，每日一剂，水煎服，晚上睡前服用	P161

男科妇科老偏方

疾病	偏方	索引
男性更年期综合征	仙茅15克，仙灵脾15克，巴戟天、当归、知母、黄柏各10克，加水煎至150～200毫升，每天服用一剂，分两次服用，三个月为一个疗程	P165

日常小病老偏方

疾病	偏方	索引
风寒感冒	用生姜榨汁，按1：1与温开水混合。在颈椎旁的皮肤上涂点生姜水，然后用一个一元硬币在皮肤上用力刮，刮的方向与脊柱平行，从上往下用力刮三四下，至局部皮肤变红、变紫为止。颈部刮完，轮到胸背部，即胸椎旁两边的肌肉区域	P171
打嗝	用双手拇指点按、压迫两边眉毛内侧边缘凹陷处的攒竹穴，力量由轻至重，直到产生局部酸麻胀的感觉，再逐渐增加强度（刺激量以患者能忍受为度），并配合深吸气屏气动作	P174
尿频	购买中成药"缩泉丸"，按说明书剂量服用。或取乌药、益智仁、山药各10克，三碗水煎至一碗水服用，每日一剂，每日一次，连服一个月为一个疗程	P178

尿失禁	取站姿，用意念想着尾椎部，缩紧小腹肌肉，同时尾椎及臀部向前上方收缩上翘，还要想着尾椎旁的肛门收缩；维持数秒后，渐渐放松还原；再用意念想着尾椎部，将小腹肌肉向内缩紧，同时尾椎及臀部向后向上翘，并将尾椎旁的肛门收缩；维持数秒后，小腹和尾椎、臀部都逐渐放松还原。重复这一动作30次，每天进行3次	P181
便秘	每天选一个固定时间上厕所，尝试排便前，用拇指分别按压双侧支沟穴。按摩时，由轻到重，按摩指压处有酸麻胀痛感。反应灵敏者，10～15分钟后即感肠蠕动开始加强，有便意产生，则尝试排便。如不成功，则第二天再行尝试。10次为一疗程	P185

日常小病老偏方

疾病	偏方	索引
心脏不适	两手分别轻捏双耳的耳垂，再搓摩至发红发热。然后揪住耳垂向下拉，再放手让耳垂弹回，连做20下。把食指伸入耳窝，来回转动地掏，尽量使手指接触到耳窝的任何一个部位。每次掏约5分钟，至耳窝发热为止。双手掌心摩擦发热后，先按摩耳朵正面5次，再将耳朵反折，按摩耳朵背面5次。以上动作每天进行一次	P188
痔疮	将肛门洗净，取适量的清凉油涂抹在凸出来的痔疮患处，每日用药2～3次	P192
带状疱疹	选取皮肤部位水疱丘疹群的上、下、左、右、中间，共五处穴位的正常皮肤，用碘酒消毒后，取一根灯芯草，头上蘸少许植物油（用菜油最佳），点燃后，垂直对准选准皮肤处迅速按下，将灯芯草的火在皮肤上按熄，动作要迅速，按熄时可听到"啪"的声响。共灸五穴。每天治疗一次，3～5天为一疗程	P194
皮疹	每日服2～3次附子理中丸，服用剂量参考说明书，一周为一疗程	P197

	日常小病老偏方	
疾病	**偏方**	**索引**
冻疮	将葱白150克洗净,再取干红辣椒300克,共同切碎后,放于玻璃瓶里,加入高浓度白酒1000毫升,密封一周左右即成葱白辣椒酒。患处反复涂抹至局部发热,破溃处需另外使用蛋黄油外涂。每天使用2～3次,连续使用一至两周	P200
腋臭	先用热水敷、洗腋窝10～15分钟,再用适量生姜轻擦腋下,至皮肤轻度充血为度(注意不要太用力,以免伤害皮肤),然后用3%～4%碘酒涂擦	P203
老年性紫癜	取三七若干,将其研成细末,装入瓶中保存,每次取1克口服,饭后用温开水送服,每天3次	P207
足跟干裂	取猪油30克煮沸,稍冷却但未凝固时,与70克蜂蜜调匀。使用前先用热水加少量醋浸泡裂口处约20分钟,再刮去裂口附近的死皮,将猪油蜂蜜膏涂在裂口处,一般3～7天痊愈	P210

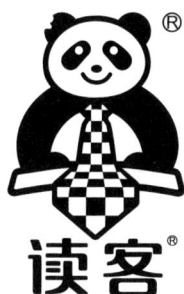

激发个人成长

多年以来，千千万万有经验的读者，都会定期查看熊猫君家的最新书目，挑选满足自己成长需求的新书。

读客图书以"激发个人成长"为使命，在以下三个方面为您精选优质图书：

1. 精神成长

熊猫君家精彩绝伦的小说文库和人文类图书，帮助你成为永远充满梦想、勇气和爱的人！

2. 知识结构成长

熊猫君家的历史类、社科类图书，帮助你了解从宇宙诞生、文明演变直至今日世界之形成的方方面面。

3. 工作技能成长

熊猫君家的经管类、家教类图书，指引你更好地工作、更有效率地生活，减少人生中的烦恼。

每一本读客图书都轻松好读，精彩绝伦，充满无穷阅读乐趣！

认准读客熊猫

读客所有图书，在书脊、腰封、封底和前后勒口都有"**读客熊猫**"标志。

两步帮你快速找到读客图书

1. 找读客熊猫

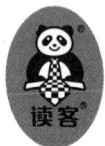

2. 找黑白格子

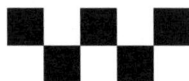

马上扫二维码，关注"**熊猫君**"

和千万读者一起成长吧！